Christine Pflug (Hrsg.)

Allein oder gemeinsam
Lebensformen heute

Mit Beiträgen von Cordelia Böttcher,
Michaela Glöckler, Christine Pflug
und Ingrid Ruhrmann

Verlag Freies Geistesleben

ISBN 3-7725-1488-x

1. Auflage 1999
Verlag Freies Geistesleben
Landhausstraße 82, 70190 Stuttgart
Internet: www. geistesleben.com

Gesetzt aus der Bembo
Einband: Thomas Neuerer
Fotos: The Stock Market (1, 4, 5, 8, 9, 10, 11, 12), Stockbyte™ (2, 3, 6, 7)
Druck: WB Druck, Rieden am Forggensee

Inhalt

Erfindung

Heute Morgen
habe ich mich
erfunden

Ich bin ich
und frag mich
was soll ich tun

Ich will
die Welt erfinden
Dinge Worte
deine Liebe

Rose Ausländer
(aus *«Ich höre das Herz des Oleanders».*
Gedichte 1977-1979, S. Fischer)

Christine Pflug

Einleitung

Die traditionelle Form des Zusammenlebens, die Familie, ist heute mehr und mehr in Auflösung begriffen. So betrug beispielsweise in einer Großstadt wie Hamburg die Zahl der sogenannten «Single»-Haushalte 1997 bereits 48,25%. Und in jeder vierten Hamburger Familie mit Kindern ist entweder die Mutter oder der Vater alleinerziehend. Es gibt in Hamburg überdies zahlreiche Menschen, die Alternativen zu den traditionellen Formen des Zusammenlebens gefunden haben. Über sechzig Wohnprojekte sind hier im Laufe der Jahre entstanden. Alt und Jung, Singles, Familien, Alleinerziehende, mitunter Behinderte haben sich zusammengetan, Konzepte für ein Zusammenleben entwickelt, finanzielle Mittel aufgetan und gegenüber den Behörden eine juristische Form ihres Zusammenlebens gefunden. Nach oft jahrelangen Sanierungs- oder Bauphasen leben sie in Häusern bzw. Wohnkomplexen, jeder in einer eigenen Wohnung, aber durch gemeinsame Ziele und Aktivitäten doch miteinander verbunden.

Mögen diese Beispiele, Fakten und Zahlen besonders für eine Großstadt gelten, so zeigen sie doch Tendenzen an, die unsere gesamte Gesellschaft betreffen.

Mit den veränderten Formen des Zusammenlebens und den neuen Lebensformen ist aber mehr verbunden als bloß die Tatsache, daß man äußerlich in anderen Zusammenhängen lebt als den bisher üblichen. Viel wesentlicher sind die Fragen, Erlebnisse und Motive, die hinter diesen Suchbewegungen stehen. So zeigt sich bei vielen Betroffenen, daß dabei ganz grundsätzliche Fragen der eigenen Identität und des sozialen Miteinanders im Hintergrund stehen. Diese führen dazu, daß man auch in den traditionellen Formen des Zusammenlebens wie Ehe und Familie nicht automatisch auf der ruhigen und sicheren Seite steht. Auch hier gibt es Einbrüche oder schleichende Veränderungen gegenüber dem bislang Funktionierenden, die es nötig machen, sein Leben und die Form des Zusammenlebens immer wieder neu zu gestalten, sich mit Unsicherheiten, Verlusten, Einsamkeit und Abschied auseinanderzusetzen.

In allen von uns lebt in tiefen Schichten des (Unter-)Bewußtseins das Urbild des Zusammenfindens von Weiblichem und Männlichem bzw. von Mann und Frau und die darin liegende Möglichkeit des Entstehens von neuem Leben. Das bedeutet nicht, daß man es im realen Leben immer sucht und anstrebt, aber als archetypisches Bild, als Ideal und als Sehnsucht ist es in jeder Seele verankert. Auch bei homosexuellen bzw. lesbischen Paaren kann man im übrigen erleben, daß die Qualitäten des Männlichen und des Weiblichen zu finden sind; daß homosexuelle Paare den Wunsch nach Familie bzw. Kindern haben, zeigen die Bemühungen in manchen Ländern, ihr Zusammenleben als Ehe zu legalisieren.

Schaut man aber heute die Lebensrealität an, findet man etwas ganz anderes. Die Verwirklichung der Beziehung zwischen Mann und Frau und das Zusammenleben als Familie sind mit unendlichen Schwierigkeiten verbunden. So werden beispielsweise 30 % der Ehen heute geschieden. Schätzungsweise mindestens die Hälfte derjenigen, die weiterhin in der Ehe oder der Familie bleiben, stellen diese Lebensform in Frage, und sei es nur zeitweise. Die Statistiken sprechen dafür, daß diese Tendenz eher noch zunimmt.

Dennoch lebt in uns die Vorstellung, daß die traditionelle

Form der Ehe und Familie, mit der man dieses Urbild verbindet, der Maßstab einer gelungenen Form des Zusammenlebens ist. Wir neigen dazu, alles andere damit zu vergleichen und daran zu messen. Aber ist es denn wirklich so, daß Ehe und Familie heute das einzig Angemessene, Richtige, Gesunde und alles andere davon nur eine «Abweichung» ist? Sind all diejenigen, die heute beispielsweise allein leben, als Alleinerziehende, in Wohnprojekten, mit einem Partner auf Distanz oder auf der Suche nach einer anderen Form deshalb minderwertig? Ist ihre Lebensform weniger ernst zu nehmen, im Verhältnis zur Ehe und Familie vorläufig oder gar mißlungen?

Wir, die Autorinnen, haben uns zu diesem Buch entschlossen, weil wir denken: nein! Mit dieser Sichtweise sind heute möglicherweise viele Menschen einverstanden, und sei es zunächst einmal im Gefühl. Mit dem konkret Neuen beginnt aber auch eine Suche, ein Tasten, es gibt nichts «Fertiges», und man betritt neuen Boden – falls man überhaupt von «Boden» sprechen kann –, und zwar in dem Sinne, wie Hilde Domin es ausdrückt: «Ich setze meinen Fuß in die Luft und sie trug.»

Die Autorinnen beziehen sich in ihren Ausführungen auf Rudolf Steiner und auf Aussagen der Anthroposophie. Man mag sich fragen, ob das bei diesem Thema nicht anachronistisch ist, wo doch die hier behandelten Fragen zu Beginn des 20. Jahrhunderts nicht aktuell waren. Warum tun wir es dennoch? Rudolf Steiner hat mit der Anthroposophie eine Wissenschaft vom Übersinnlichen dargestellt. Mit unserem alltäglichen Bewußtsein erleben wir im Leben Wirkungen, die ihre Ursachen in diesem Bereich des Übersinnlichen haben. Beispielsweise zeigt Rudolf Steiner durch das Einbeziehen der wiederholten Erdenleben Aspekte für das individuelle Schicksal auf, die innerhalb eines Lebens kausal nicht zu verstehen sind. Mit Beschreibungen von sozialen und gesamtmenschheitlichen Entwicklungen geht Steiner weit über sein Jahrhundert hinaus. Selbst wenn er zu seinen Lebzeiten nichts von Zeiterscheinungen, die heute im äußerlichen Sinne aktuell sind, wissen konnte, findet man bei der Beschäftigung mit seinem Werk die innere Dynamik von vielem, was heute passiert, bereits geschildert.

Es geht nicht darum, Steiners Aussagen zu glauben, sondern mit ihnen als Arbeitshypothese zu leben und sie im (persönlichen) Leben und in der Berufspraxis dann in ihrer Wirksamkeit zu überprüfen. Anthroposophie muß von jedem, der mit ihr umgehen will, immer wieder verlebendigt werden. Dann kann sie zu einer Lebenshilfe werden, die bis ins Gefühlsleben und in die alltäglichen Handlungen dringt und mit der sich auch Zeitfragen besser verstehen lassen. Das war uns Autorinnen, die wir alle in einem therapeutischen Beruf arbeiten (als Pfarrerin in einem weiteren Sinne), Hintergrund und Ziel bei unseren Beiträgen.

Das vorliegende Buch soll ein Begleiter sein:

- für Menschen, die sich auf den Weg gemacht haben, die wissen, daß ihr Leben ein Weg ist und bleiben wird, ein Leben mit Neubeginnen, Abschieden, Veränderungen und Wandlungen; daß sie auf einem Weg sind, auf dem sie immer mehr sie selbst werden können und wo sie, wenn sie das bejahen, Lebendigkeit und Kraft finden
- für diejenigen, die wissen, daß sich ihr Leben, so wie es jetzt ist – gemeinsam mit anderen, allein, einsam mit anderen –, immer wieder verändern wird oder sie es selbst verändern wollen
- für Menschen, die davon ausgehen, daß sich diese äußere Form der Lebensweise nach inneren, eigenen Maßstäben bildet und daß diese immer wieder neu gefunden werden müssen
- für diejenigen, die den Mut haben, die «Landschaften ziehen zu lassen» und den Boden suchen, in dem die eigenen Wurzeln verankert sind und auf dem sie fest stehenbleiben, wie Hilde Domin es in ihrem Gedicht (S. 17) beschreibt.

Viele von uns sind heute «Grenzgänger». Vielleicht leben sie allein, erleben das aber nicht als einen Zustand des Angekommenseins. Oft sind sie, und sei es irgendwie halbwegs, auf der Suche nach einer Gemeinschaft oder fragen sich: Warum bin ich allein? Mache ich etwas falsch? Will ich das Richtige? Gibt es ein Wofür meines Alleinseins? Andere stehen vor der Frage, ob sie sich trennen sollen, welche Gründe es dafür gibt und ob sie schon wirklich alles für ein gedeihliches Weiterkommen versucht haben. Auch das verbindliche Beginnen einer neuen Partnerschaft kann Fragen aufwerfen, vor allem wenn man schon etliche Erfahrungen in diesem Bereich hinter sich hat. Einige leben mit dem Partner im Grenzbereich des Gerade-noch-bejahen-Wollens oder des Ertragen-Könnens, manchmal für lange Zeit. Manche beschäftigen sich vielleicht damit, die Grenze ihrer Gemeinsamkeit mit einem anderen Menschen, beispielsweise einer Partnerschaft, neu zu ziehen, zu erfühlen, abzutasten. Das kann in bedachtsamer Ruhe bis hin zu dramatischen Turbulenzen geschehen.

Nichteheliche Lebensgemeinschaften sind in unserer heutigen Zeit selbstverständlich geworden, und in der äußerlichen Lebensweise gibt es zu einem verheirateten Paar keinen Unterschied. Für das innere Selbstverständnis aber ist das Paar vor die Frage gestellt, warum sie diese Form der Partnerschaft im Gegensatz zu einer legalisierten oder kirchlich bzw. sakramental geschlossenen Ehe gewählt haben.

Für den Leser können die Fragen selbst noch in einer Phase des vorsichtigen Tastens sein, das vielleicht noch nicht einmal Worte gefunden hat. Es kann aber im anderen Extrem auch der Fall sein, daß bereits Entscheidungen getroffen wurden, gelebt werden und man nachträglich eine bewußte, reflektierte Bejahung finden will.

So werden im vorliegenden Buch Aspekte aufgezeigt zu folgenden Fragen:

- Was ist grundsätzlich meine Identität? Wie verstehe ich mich selbst, mit dieser Idendität, als Alleinlebender, Mitglied einer Lebensgemeinschaft oder anderer Formen des Zusammenlebens?
- Enstpricht diese äußere Form meiner inneren Situation? Falls ich sie nicht freiwillig gewählt habe: Wie komme ich dahin, einen Sinn für mich darin zu finden oder sie verändern zu können?
- Wie und nach welchen Kriterien kann ich sie gestalten, ändern, ausfüllen?
- Wie sind diese Fragen unter den speziellen Gesichtspunkten des Frauseins / Mannseins bzw. der Partnerschaft zu sehen?
- Wie kann ich meine persönliche Situation auf dem Hintergrund der heutigen Zeit verstehen? Welche menschheitlichen Aspekte spiegeln sich in meiner privaten Situation?

Das Buch behandelt *nicht* vorzugsweise Fragen und vertiefende Aspekte zur Führung einer Partnerschaft oder des Alleinlebens – obwohl diese Themen natürlich immer wieder berührt werden –, sondern will eine Hilfestellung für denjenigen geben, der das Zusammenleben oder das Alleinleben, d.h. die Lebensform, ändern möchte.

Auch Formen des Zusammenlebens, in denen Beruf und privates Leben miteinander verknüpft werden, wie das beispielsweise in heilpädagogischen Einrichtungen oder auf Bauernhöfen der Fall ist, werden nicht näher besprochen. Die Fragen, die sich aus solchen Zusammenhängen heraus ergeben, müssen, ähnlich wie spezifische Fragen des Alters, der Krankheit, der Behinderung usw., unter besonderen fachlichen Gesichtspunkten betrachtet werden.

Es liegt im Thema begründet, daß dieses Buch auch Grenzfragen berührt. Beschäftigt man sich mit Formen des Zusammenlebens, stößt man beständig an tiefgreifende, existenzielle Bereiche. Besonders wenn man die Beziehung der beiden Geschlechter anschaut, drängt sich die Frage nach dem Sinn dieser Verbindung auf, sei es in einem religiösen Bereich, also dem Sakrament der Ehe, sei es in einem gesellschaftlich-juristischen Sinne oder in einem geschichtlich-historischen Zusammenhang. Damit einher geht die Frage nach Sexualität und Fortpflanzung und nach dem, was für Kinder gedeihlich ist. Letztlich bildet die Sinnfrage des Lebens überhaupt, also eine philosophisch-religiöse Orientierung, den entscheidenden Hintergrund des Themas. Aus der Sicht der Anthroposophie kann es nur verstanden werden, wenn man dabei beachtet, wo die Menschheit als Ganzes heute steht. Damit stößt man auf Aspekte des sogenannten Schwellenübergangs zur geistigen Welt, das heißt der Einweihung und des Schulungsweges.

Das alles sind gewaltige Themen! Sie können in diesem Buch nur als «Eckpfeiler» hingestellt werden. Darin begegnet uns auch das Dilemma des modernen Menschen: Ständig berührt er Grenzen, ist Grenzgänger zwischen all diesen Lebensthemen. Die Freiheit, damit in eigener Weise umzugehen, ist heute gegeben; im Alltag tut man es ständig. Auf der anderen Seite stehen das Bedürfnis und die Notwendigkeit, diesen uns geschenkten Möglichkeiten und der damit verbundenen Verantwortung gerecht zu werden. Es handelt sich dabei nicht um «richtige Ergebnisse», sondern um Prozesse und Bemühungen. Alle Lebenssituationen müssen individuell angeschaut werden, und nur danach kann man zu Kriterien und Urteilen kommen, aus denen sich dann eine einmalige Lösung finden läßt. Insofern wäre es völlig unangemessen, als Außenstehender fertige Ergebnisse oder einen Rat zu geben. Und es kommt auf diese geistige Substanz an, die sich jeder schafft, wenn er Entscheidungen individuell erringt und verantwortet.

Das vorliegende Buch ist entstanden aus dem Zusammenhang einer Tagung, die im April 1997 in Hamburg unter dem Thema «Wie lebe ich ... als Single, in der Familie, in freien Beziehungen? Herausforderungen, Freuden und Einsamkeiten in den Lebensformen unserer Zeit» stattfand, veranstaltet von der Victor Thylmann Gesellschaft, Verein zur Förderung der durch Anthroposophie erweiterten Medizin. Die Intensität und Dichte dieser Veranstaltung zeigte, wie zentral diese Fragen berührten und betroffen machten. Auch kam der Wunsch aus der Teilnehmerschaft, zu diesem Thema etwas Schriftliches zu veröffentlichen.

Es bot sich an, den von *Michaela Glöckler* gehaltenen einführenden Vortrag über «Erfüllung und Einsamkeit in der menschlichen Beziehung» schriftlich auszuarbeiten.

In dem darauffolgenden Interview von *Christine Pflug* mit *Michaela Glöckler* werden die darin angeschnittenen Themen «Partnerschaft, Alleinsein, Trennung» vertieft und erweitert.

Daran schließt sich ein Beitrag von *Cordelia Böttcher* an, Priesterin der Christengemeinschaft, die an der Veranstaltung in Hamburg selbst nicht beteiligt war, sich aber seit vielen Jahren mit dem Thema «Alleinleben» beschäftigt. Will man die Phänomene des Sich-Binden-Wollens, der Einsamkeit und die damit verbundenen inneren Erlebnisse auf einer umfassenderen Ebene als der psychologischen verstehen, stößt man auf einen religösen und spirituellen Hintergrund. Es sind Urbilder, die tief in unserer Seele leben und die die Richtung unseres Suchens bestimmen.

Ingrid Ruhrmann schließlich ist als Pädagogin und alleinerziehende Mutter mit dem Thema «Alleinerziehen» persönlich und beruflich vertraut. Die «Briefe an Jette» lassen wie von innen die Fragen und die Lebensweise des Alleinerziehens nachfühlen und verstehen. Gleichzeitig sind viele pädagogische und praktische Hinweise darin enthalten, die jeder auf seinen eigenen Alltag übertragen kann.

Ziehende Landschaft

Man muß weggehen können
und doch sein wie ein Baum:
als bleibe die Wurzel im Boden,
als zöge die Landschaft und wir ständen fest.
Man muß den Atem anhalten,
bis der Wind nachläßt
und die fremde Luft um uns zu kreisen beginnt,
bis das Spiel von Licht und Schatten,
von Grün und Blau
die alten Muster zeigt
und wir zuhause sind,
wo es auch sei,
und niedersitzen können und uns anlehnen,
als sei es an das Grab
unserer Mutter.

Hilde Domin
(aus *Nur eine Rose als Stütze*, S. Fischer)

Christine Pflug

Lebensformen heute

Im Äußeren bestimmt sich eine Lebensform durch die Art und den Ort des Wohnens, durch den Rahmen, mit dem ich mich umgebe oder von dem ich umgeben bin. Dieser äußere Rahmen ist unter anderem durch soziale Beziehungen bestimmt. Es leben Menschen mit mir, und dadurch gestaltet sich die Art des Zusammenlebens.

Es ist auch möglich, daß die sozialen Beziehungen nicht im alltäglichen Lebensbereich, das heißt in der Wohnung, stattfinden, sondern außerhalb, in Freizeit und Beruf. Wie intensiv und groß dieses Netz der sozialen Beziehungen ist, hängt nicht von der Lebensform ab, sondern von dem einzelnen Menschen bzw. seiner Schicksalssituation. Sogenannte «Singles» haben mitunter ein viel regeres soziales Leben, mehr und vielfältigere Kontakte und Austauschmöglichkeiten als jemand, der in eine Familie eingebunden ist.

Denkt man an «Formen des Zusammenlebens», so ist die nächstliegende die traditionelle Form der Ehe und Familie. Sie wurden und werden auch noch heute von außen – der Gesellschaft, der Kirche, der Rechtsprechung, den jeweiligen Landes- oder Standessitten – definiert, und es werden bestimmte Erwartungen daran geknüpft und Aufgaben damit verbunden. Abgesehen davon waren die Menschen Jahrtausende lang durch wirtschaftliche Notwendigkeiten, durch Kriege, Hungersnöte, durch das Fehlen von Sozialnetzen und Gesundheitssystemen usw. aufeinander angewiesen. Auch Alleinlebende waren von daher in Familienzusammenhänge eingebunden. Der einzelne begab sich in diese festgelegte Form hinein oder wurde zum Teil, wenn man an Verheiratungen denkt, hineingebracht – es gab keine wirkliche Alternative.

Abgesehen von diesen äußeren Festlegungen bestand auch ein innerer, von den Menschen gefühlter Zusammenhang durch die Blutsbande. Man fühlte sich zugehörig, gestützt, eingebunden in seine Familie, seine Sippe, noch früher in seinen Stamm. Wahlverwandtschaften zu finden hätte bedurft, daß man dafür Auswahlkriterien hat. Woher – und auch warum überhaupt – diese als einzelner nehmen, wenn man sowieso ähnlich denkt und fühlt wie die Familie und sich dort aufgehoben weiß?

Es gibt heute in unserer mitteleuropäischen Gesellschaft noch Reste dieser Verbundenheit durch die Blutsverwandtschaft, bei südlichen oder östlichen Völkern kann man sie noch deutlicher finden.

Auch wenn wir uns vielleicht manchmal diesen Zustand wieder wünschen, spüren wir immer deutlicher, daß er der Vergangenheit angehört und wir die damit verbundene Anpassung auch gar nicht mehr wollen. Die äußeren Realitäten bezeugen überdies, daß Blutsverwandtschaft allein kein Grund ist, mit jemand oft oder gerne zusammenzusein, das gleiche wie er zu denken, zu fühlen oder gar zu tun – häufig ist sogar das Gegenteil der Fall.[1] Das schließt natürlich nicht aus, daß Blutsverwandte aufgrund gegenseitiger Sympathien, gemeinsamer Interessen und Ziele auch nachträglich zu einer Wahlverwandtschaft zusammenfinden können. Und es schließt ebenfalls nicht aus, daß in einer tiefen, unbewußten Schicht jeder die Prägungen und Muster seiner Familie weiterhin in sich trägt und in seinen sozialen Beziehungen unbewußt lebt.

Es stellt sich die Frage – abgesehen von den äußeren Konventionen –, aus welchen inneren Motiven heraus sich die Menschen in Lebensgemeinschaften zusammentun. Man kann sich hierzu an den verschiedenen Gliedern des menschlichen Wesens und ihren Bedürfnissen orientieren, das heißt an denjenigen Schichten, aus denen der Mensch besteht. Die Anthroposophie beschreibt sie als physischen Leib, Äther- oder Lebensleib, Astral- oder Seelenleib und Ich.[2]

Auf der *physischen Ebene* braucht der Mensch wirtschaftliche Versorgung, Nahrung und Behausung und ist auf andere elementare Lebensbedingungen angewiesen. Über die rein materielle Versorgung hinaus ist es für das Wohlbefinden wichtig, daß die menschlich-leiblichen Sinne auf anregende, befriedigende Weise angesprochen werden. Das kann durch die ästhetische Gestaltung des Wohnraums und des Alltagsgeschehen, so daß das, was man sieht, hört, riecht, schmeckt, berührt usw., einen gerne da sein läßt, wo man zu Hause ist. Auch Körperkontakt und Sexualität spielen dabei eine Rolle (s. unten, S. 102 ff.). So erfährt die physische Versorgung eine Dimension der «Ernährung», die einer menschlichen Kultur entspricht.

Der *Ätherleib* des Menschen wird geprägt von Lebensgewohnheiten, Rhythmen, (religiöse) Rituale, besonders vom Umgang mit Kunst, Natur, Kultur, Religion, sofern diese auf wiederkehrende Weise im Alltag gepflegt werden. Führt man in diesem Sinne im Leben gute, tragende Gewohnheiten ein, wirkt das stärkend auf die eigenen Lebenskräfte und auch auf die Tragekraft bzw. das Gefühl der Sicherheit und Geborgenheit in sozialen Beziehungen. Eine Vernachlässigung der ätherischen Kräfte führt zu einer – seelisch und auch körperlich empfundenen – Schwäche, einem Vitalitätsverlust bis hin zu körperlichen Krankheiten.

Zum *Astralleib* gehören die Seelenfähigkeiten des Denkens, Fühlens, Wollens. In diesem Bereich erlebt man Sympathie zu anderen Menschen, die Abneigung ihnen gegenüber, man mag sie, verliebt sich, kann sie nicht ausstehen – mit allen Varianten dazwischen. Man führt einen gedanklichen Austausch mit anderen, und im Bereich des Willens kann man sich einig sein und zu gemeinsamen Taten und Aktivitäten kommen.

Das *Ich* des Menschen bestimmt seine individuelle Einmaligkeit bzw. das eigene Bewußtsein davon. Es entfaltet sich in der Biographie des Menschen, im individuellen Schicksalsweg, der ein «irdischer Abdruck» des geistigen Wesens des Menschen ist. Mit dem Ich, dem ewigen Wesenskern, der sich durch Inkarnationen immer wieder verkörpert, ist der Mensch gleichzeitig Teil der geistigen Welt. Beispielsweise kann er sich um die Verwirklichung von Idealen bemühen – damit verbindet er Geistiges mit Irdischem. Und in sozialen Beziehungen kann er es sich zur Aufgabe machen, gemeinsam nach Idealen zu streben – so entsteht eine geistige Gemeinschaft, die dieselben Ziele verfolgt.

Es gehört zum Wesen des Menschen, daß er auf allen diesen Ebenen andere Menschen teilweise braucht, teilweise ihren Kontakt erwünscht. Will man sich entwickeln, sind Unterstützung, Anregung, Austausch, Pflege, mitunter auch Widerstand der Mitmenschen nötig. Man kann davon ausgehen, daß Menschen ihre Formen des Zusammenlebens, die Art der sozialen Gemeinschaft suchen, weil sie dort eine optimale Beständigkeit und Befruchtung dieser Prozesse finden oder zumindest erhoffen.

Gleichzeitig braucht man zum Verarbeiten und Vertiefen solcher Anregungen immer wieder auch Zeiten des Alleinseins. Gerade wenn man heutzutage auf eine Lebensgemeinschaft kaum noch aufgrund der physischen Versorgung angewiesen ist, drängt sich immer mehr die Frage auf, aus welchen sonstigen Motiven man sie aufsucht, und vor allem, wie man sie dann gestaltet. Die Orientierung dafür findet der Mensch in seinem Ich – in seinem Allerinnersten –, und dafür braucht er Phasen der Ruhe, der Besinnung, des Zu-sich-Findens – er braucht Einsamkeit. Rudolf Steiner weist darauf hin, daß sich heute zwischen den Menschen nicht schlagartig die Bedeutung ihrer Beziehung offenbart.[3] Man muß sich erst aneinander «abschleifen», um sich «in ein rechtes Verhältnis zu bringen», was aber nur aus dem eigenen Inneren heraus, «einsiedlerisch» und «unter Aufwendung innerer Betätigung» möglich ist. Und damit steht man in einer der heutigen Ambivalenzen, die das Suchen nach der passenden Lebensform bestimmen: Die Einsamkeit wird gebraucht und gesucht, ein Zuviel davon wird aber als schmerzhaft und als Mangel an Mitmenschlichem erlebt.

Sowenig Konventionen oder natürliche Notwendigkeiten heute die Lebensform bestimmen, sowenig legen sie auch den Umgang und die richtige Pflege der Wesensglieder bzw. des Umgangs mit sich selbst nahe. Es obliegt der Freiheit des einzelnen, wie er eine «Lebenspflege» gestaltet oder ob er es auch gar nicht tut. Je nach Konstitution und Erziehung steht dabei jeder vor ganz anderen Notwendigkeiten, braucht Unterschiedliches, sei es für sich allein oder im Zusammensein mit anderen. Auch ist es eine Frage der Schicksalssituation, welche Möglichkeiten und Mittel man hat, und vor allem, mit welchen Menschen man zusammen ist und was mit ihnen konkret lebbar ist.

Schaut man sich im eigenen sozialen Umfeld um, zeigt es sich immer mehr, daß die Menschen, die in irgendeiner Weise zusammensein wollen, eine neue Form finden, die ihren Bedürfnissen und ihrer aktuellen biographischen Situation entspricht. Dazu gehört beispielsweise, daß Paare nicht mehr gemeinsam in einer Wohnung leben. Es bestehen weiterhin Verbindlichkeiten zwischen den Betreffenden, die je nach Absprache ganz verschieden sein können, aber das alltägliche Leben führt jeder bewußt allein. Das kann vorweg der grundsätzliche Wunsch der beiden Partner sein, aber auch eine absichtlich gewählte Lösung nach einer Zeit des gemeinschaftlichen Wohnens. Fragt man die Betreffenden nach ihren Gründen, so wird zum einen oft gesagt, daß jeder (wieder) mehr sich selbst finden möchte, zum anderen erlebt man es als Erleichterung, den Partner mit seinen «Alltagsmacken» nicht ständig um sich zu haben.

Diese Tendenz zeigt sich auch bei einem gemeinsamen Wohnen: Beispielsweise will jeder, oder einer der beiden Partner, ein Zimmer für sich haben, wo er ungestört sein kann.

Wir brauchen «Raum», innerlich und äußerlich, um zu uns selbst kommen zu können.

Betrachtet man die innere Gestaltung einer Partnerschaft oder Ehe, so wird auch sie freier und durchlässiger. Früher war es Konvention, daß die beschriebene Lebenspflege innerhalb der Familie bzw. mit dem Ehepartner stattfand. In der Zeit der Romantik – davor hatte man wirtschaftlich-politische Motive für eine Ehe, und die «Liebe» galt oft einem oder einer anderen – entstand das Ideal, daß die Ehepartner auf allen Ebenen miteinander harmonierten. Dieses Ideal einer Übereinstimmung ist natürlich verständlich, für die Realität aber meist eine Überforderung bzw. geht an der Wirklichkeit des anderen Menschen vorbei.

Heute sind wir zum einen in unseren Seelenregungen und Wünschen immer bewußter und differenzierter, zum anderen erlauben die gesellschaftlichen Konventionen, diese auch außerhalb einer Ehe zu leben. Die «seelische Haushaltung», d.h. der Umgang mit den eigenen Bedürfnissen, wird immer facettenreicher, offener und auf mehrere Menschen bezogen. Dabei sind auch Freundschaften zum anderen Geschlecht einbezogen. Der Ehemann hat beispielsweise eine Freundin, mit der er, ganz anders und ergänzend zu seiner Ehefrau, seine Fragen besprechen kann. Die Ehefrau hat nun endlich einen Freund, mit dem sie die geliebten Opernaufführungen besuchen kann, die für den Ehemann nur eine Pflichtabsolvierung waren. Man findet Partner, mit denen man bestimmte Interessen, Hobbys, berufliche, persönliche oder andere Fragen erörtern kann, und ist nicht mehr auf den einen Lebensgefährten fixiert.

Daß diese äußere Tatsache eine entsprechende Dynamik in sich birgt, gehört dazu. Ist eine Partnerschaft stabil und durch wichtige, elementare Gemeinsamkeiten verbunden, kann eine solche Differenzierung Erleichterung und Bereicherung bieten. Ist sie das nicht, dann treten Ängste und Verunsicherungen auf, oder die Beziehung ist tatsächlich gefährdet. Auch das ist ein «Gang entlang der Grenze», wobei Konventionen und Angst heute immer weniger der Grund sind, diesen Weg nicht zu beschreiten.[4]

Auf der anderen Seite ist genauso differenziert und für jede Schicksalssituation einzeln anzuschauen, in welchem Beziehungsnetz bzw. in welcher Lebensform die Menschen stehen, die man als «Singles» bezeichnet. Der oder die Betreffende hat zwar einen eigenen Haushalt, kann sich aber trotzdem in einer verbindlichen Partnerschaft oder sogar einer Ehe befinden, auch zeitlich begrenzte oder lange, aber distanzierte Beziehungen haben. Es gibt Alleinstehende, die sich völlig ihrer beruflichen Tätigkeit hingeben, andere verbringen ihre Zeit in einem (großen) Freundeskreis oder leben tatsächlich relativ allein, das heißt mit wenig sozialen Kontakten.

Widmet man seine ganze Kraft und Zeit einem Beruf, ist der Lebensstil dadurch bestimmt. Jeder kennt vielleicht «den» Arzt, «die» Lehrerin, «den» Künstler oder auch «den» Unternehmer, der oder die ganz in seiner bzw. ihrer Aufgabe aufgeht. Grundsätzlich aber muß man als Alleinstehender, mehr als in einer Familie oder Ehe, den Lebensstil gestalten, es wird durch andere nichts eingebracht (wobei hier die ganze Palette von liebevoller, wärmender Unterstützung bis hin zu kraftraubender, neurotischer Abhängigkeit möglich ist). Beispielsweise ist man in einer Partnerschaft oder einer Familie eher geneigt, um der anderen willen die Wohnung schön zu machen, Blumen hinzustellen, zu kochen, den Tag durch einen Wechsel von Arbeit und Entspannung oder durch andere pflegende Gewohnheiten rhythmisch zu gestalten. Bei einem Alleinlebenden erfordert es eine ständige Wachheit und Selbstdisziplin, solche Gepflogenheiten aufrechtzuerhalten. Wer kennt nicht diese Gefahr: in Zeiten des Alleinseins nur noch in der Arbeit zu verschwinden, die vom Lieferservice gebrachte Pizza vor dem Computer in sich hineinzubefördern und abends todmüde vor dem Fernseher einzuschlafen, während sich in der Wohnung die Staubschichten aufeinanderlegen?

Pflegt man das Alltägliche aus Liebe zu einem anderen Menschen, hat man ein konkretes Gegenüber. Fehlt dieser Bezug, dann ist für viele zunächst nicht leicht einsehbar, warum sie sich um solche Gewohnheiten bemühen sollten. Es aus «Liebe zu sich selbst» zu tun mag manchem als zu gering oder zu abstrakt erscheinen, gerade wenn man (vermeintlich) aufgrund des Alleinseins in depressiver Antriebslosigkeit verharrt. «Ich bin es mir nicht wert, etwas für mich zu tun», ist mitunter das unbewußte Gefühl, welches einen in Lethargie und Depressivität festhält.

Tatsächlich geht es aber nicht um egoistische Befriedigung. Vom Alleinlebenden ist gefordert, in sich selbst ein Gegenüber zu bilden. Das ist nur möglich mit einem spirituellen Menschenverständnis, denn dieses Gegenüber ist mein «höheres Ich», der göttliche Teil in mir.[5] Mein «irdischer Teil», das heißt mein physischer, ätherischer und seelischer Leib, sind eine Hülle, ein Gefäß für dieses höhere Ich. Um es plakativ auszudrücken: Einen Gott lasse ich nicht verwahrlosen, verstauben, vergammeln, sondern um ihn werde ich mich in liebevoller Achtung kümmern.

Bemüht man sich um einen inneren Schulungsweg, und sei es zunächst nur mit einer kurzen Meditation am frühen Morgen, wird dieses innere Gegenüber immer konkreter erlebbar. Die Anwesenheit geistiger Wesen spüre ich in meiner eigenen Seele. Im Laufe der Zeit wird man immer mehr merken, was der Unterschied zwischen der eigenen Subjektivität und dieser geistigen Stimme im eigenen Inneren ist.[6] Wird diese geistige Beziehung gepflegt, kann sie zu einer lebendigen, freudevollen Kraftquelle für die eigene Lebensbewältigung werden. Vielleicht ist das die Chance und sogar ein – unbewußtes – Motiv Alleinlebender, diesen Kontakt mit dem höheren Ich zu suchen. Geistige Wesen sind darauf angewiesen, daß wir uns als Menschen ihnen zuwenden, damit sie hier auf Erden hilfreich werden können. Investiert man dafür Zeit, inneren Raum, Hinwendung, entsteht ebenso eine tragende Beziehung wie mit einem Menschen. Es ist natürlich keineswegs gesagt, daß das Single-Dasein die «bessere» Möglichkeit zum Schulungsweg darstellt. Denn wer innerhalb einer Gemeinschaft lebt, hat dafür immer wieder die Gelegenheit, das «höhere Ich» im anderen Menschen aufzusuchen.

Andererseits muß sich ein alleinlebender Mensch auch immer wieder aktiv seine Außenkontakte organisieren und beleben, denn sie sind meist nicht «institutionalisiert» wie eine Familienbeziehung. Lebt man mit anderen Menschen auf engem Raum zusammen, entstehen in den alltäglichen Situationen Konflikte, man muß sich auseinandersetzen, sich abschleifen – die eigenen «Marotten» werden von den anderen gespiegelt, und man hat immer wieder Anlaß zur Selbsterziehung. Auch das stimmt allerdings nur im Idealfall: Es besteht in jeder Ehe und Gemeinschaft die Gefahr, sich in einem stillschweigenden Übereinkommen bestimmte Schwächen bis hin zu neurotischen Störungen gegenseitig zu gestatten oder sie sogar noch zu verstärken im gemeinsamen Zusammenhalten gegen die «feindliche» Außenwelt.

Man kann jedoch festhalten, daß besonders der Single vor der Frage steht: Wie kann ich verhindern, mich in meinen

Gewohnheiten festzufahren, einseitig oder gar «schrullig» zu werden? Dazu hilft zunächst einmal, den Ätherleib durch gute Gewohnheiten, die man nach einiger Zeit auch durch neue ersetzt, gewissermaßen beweglich zu halten. Das gilt für alle alltäglichen Dinge, wie man z.B. seine Mahlzeiten zubereitet und einnimmt, wie man zur Arbeit fährt oder geht, den Tag beginnt oder abschließt (vielleicht mit dem Lesen eines Gedichtes oder dem Betrachten eines Kunstwerkes), daß man zu bestimmten Zeiten des Tages über einen anderen Menschen etwas Positives denkt usw.

Besonders wichtig ist aber auch, sich diese Spiegelung – die kritische, gleichzeitig unterstützende Wahrnehmung seiner selbst – von außen, das heißt von anderen Menschen, zu holen. Manchmal ist das in beruflichen Zusammenhängen möglich, durch Teamgespräche, Supervision oder ähnliches, wobei man dort unter anderen Aspekten wahrgenommen wird als in einer privaten Beziehung. Es ist möglich, sich diese Anregungen zur Selbsterziehung durch einen professionellen Berater geben zu lassen oder auch entsprechende Seminare zu besuchen. Glücklich ist der, dem es gelingt, einige Freundschaften so aufzubauen, daß eine gegenseitige Unterstützung, Begleitung und Rückmeldung dazugehören. Bei all diesem Reflektieren ist natürlich unabdingbar, daß man dann auch entsprechend an seinem Verhalten, vielleicht auch der inneren Einstellung, arbeitet und etwas ändert.

Lebensform und Schicksal

Bei all diesen vielfältigen Möglichkeiten der Lebensgestaltung und des sozialen Miteinanders ist es häufig so, daß sich die Betreffenden ihre Lebensform nicht von vornherein ausgedacht oder angestrebt haben, sondern meistens ergeben sie sich. Beispielsweise wollen die meisten nicht allein leben oder allein ihre Kinder erziehen – zumindest nicht aus der Sichtweise ihres «alltäglichen Ich». Es bedarf einer distanzierten und von eigenen Sympathien und Antipathien losgelösten Betrachtungsweise, «warum gerade ich in dieser Situation bin» – das heißt, welcher individuelle Sinn für das eigene Leben darin liegt. Da die Lebensformen nicht mehr von außen, das heißt von etwas Fremdem, geprägt und festgelegt werden, drückt sich in ihnen etwas von der einmaligen biographischen Geste eines Menschen aus. Man muß also den Menschen in seiner Entwicklung und in seinem gesamten Lebenszusammenhang vorurteilsfrei anschauen, um ihn in seiner Lebensweise verstehen zu können; auch sich selbst muß man im Grunde in dieser Weise betrachten, wenn man vor entsprechenden Entscheidungen steht.

Was damit gemeint ist, sei an einigen konkreten Beispielen beschrieben; sie stammen aus der Beratungspraxis der Autorin, könnten aber überall vorkommen.

Herr B. kam in die Sprechstunde, weil er in vielen Bereichen sein Leben betrachten und ordnen wollte. Er war seit über 25 Jahren verheiratet und hatte mit seiner Frau zwei gemeinsame Kinder. Seine Frau war mit der einen jugendlichen Tochter seit über einem Jahr weggezogen, um in einer anderen Stadt für sich eine langjährige Berufsausbildung zu beginnen, wozu sie vor und während der Ehe nicht gekommen war. Der ältere Sohn lebte zum Studium ebenfalls an einem anderen Ort. So bewohnte Herr B., mittlerweile in den Fünfzigern, das große gemeinsame Haus allein.

Die Ehe war seit etlichen Jahren immer konfliktreicher geworden, Streitereien, Vorwürfe und unfruchtbare Gespräche hatten sich gesteigert. Frau B. wollte sich schon seit vielen Jahren scheiden lassen, was sich wegen der Kinder und finanzieller Gründe hinausgezögert hatte. Herrn B.s

Haltung zur Scheidung war indifferent: Einerseits sah er kaum Hoffnung, mit seiner Frau wieder eine gemeinsame Grundlage zu finden, andererseits empfand er neben allem Ärger und aller Enttäuschung dennoch eine gewisse Zuneigung zu ihr.

Seine derzeitige Lebensweise, nämlich in einem großen Familienhaus allein zu wohnen, allein am Tisch zu sitzen, die Pflege des Hauses und des Gartens gerade mal aufs nötigste zu bewältigen, seine Freizeit mit Lesen zu verbringen, empfand er als äußerst unbefriedigend und als gar nicht freiwillig erwählt. Sich eine neue Lebenspartnerin zu suchen erwog er zwar, aber es fehlte ihm die gefühlsmäßige Offenheit dafür.

Nachdem er seine Seelenverfassung mehrere Monate durch übermäßiges Arbeiten zugedeckt hatte (eigentlich all die Jahre als Erwachsener, so stellte sich später heraus), beschloß er, in einer Lebensberatung Hilfe zu suchen, um seine Situation anzugehen.

Während der Aufarbeitung insbesondere seiner Ehe entdeckte er immer mehr, was er selbst konkret dazu beigetragen hatte, daß seine Frau und er sich zunehmend entfremdet hatten. Als selbständiger Unternehmer war er oft bis spät abends und am Wochenende mit seiner Arbeit beschäftigt. Gespräche, gegenseitige Wahrnehmung und Austausch hatten im Laufe der Jahre immer weniger stattgefunden. Beispielsweise hatte er den Wunsch seiner Frau nach einer Berufsausbildung immer wieder abgewiegelt. Überhaupt stellte er fest, daß er ihre Signale der Mißstimmung oft nicht ernst genommen hatte. Letztlich hatte er auch seine eigenen Wünsche nach ganz anderen Dingen als die, denen er durch seinen Beruf immer wieder nachkommen mußte, jahrelang ignoriert.

«Jetzt oder nie» – so erlebte er seine Situation. Mit großer Ernsthaftigkeit und mit Mut wagte er sich in eine nicht immer gerade erfreuliche Auseinandersetzung mit sich selbst und seiner Lebensbilanz. Dabei entdeckte er aber auch jahrelang unterdrückte Gefühle, Bedürfnisse nach Spiritualität und künstlerischer Betätigung.

Die unfreiwillige Situation des Alleinlebens – auch wenn ihm immer wieder «die Decke auf den Kopf fiel» – half ihm, sich in dieser längeren Phase mit sich selbst zu beschäftigen und Neues auszuprobieren. Die neuen, verlebendigenden Impulse stiegen desto mehr in ihm auf, je ehrlicher er sich seinen Versäumnissen und auch seinen schmerzhaften Gefühlen stellte. Ohne diesen «Dampfkochtopf des Alleinseins» – so nannte er es – wäre er sich selbst immer ausgewichen, in Aktivitäten, Ärger und Schuldzuweisungen gegenüber seiner Frau usw.

Während dieses Prozesses, der über ein Jahr dauerte, ergaben sich auch in der Beziehung zu seiner Frau ganz anfänglich neue Ansätze der Öffnung. Er entdeckte an ihr Seiten, die er vorher nie gesehen hatte. Auch konnten sie gemeinsam manche früheren Schwierigkeiten mit mehr Ruhe und gegenseitigem Zuhören anschauen.

Die Frage, ob sie wieder einmal zusammenziehen würden, hatten sie bis zu diesem Zeitpunkt nicht gestellt.

Frau K., Mitte vierzig, lebt als alleinerziehende Mutter mit ihrer 18jährigen Tochter zusammen. Ihre Scheidung ist über 16 Jahre her. Sie ist eine selbständige, geistig rege und an vielen Dingen interessierte Frau. Durch die Bewältigung der Scheidung, des Alleinerziehens und eines fordernden Berufslebens hat sie zu einem innerlich recht stabilen Gleichgewicht und zu menschlicher Reife gefunden. Nach ihren Aussagen hat ihr dazu auch in großem Maße ihr Umgang mit der Anthroposophie verholfen, mit der sie sich seit einigen Jahren intensiv beschäftigt.

Seit 13 Jahren ist sie näher mit einem Mann befreundet, sie sehen sich zwei- bis dreimal im Monat und verbringen mitunter einen gemeinsamen Urlaub. Obwohl diese Begegnungen mit seelischer und körperlicher Nähe verbunden sind, wollen beide diese räumliche und auch zeitliche Distanz wahren. Frau K. meint dazu, daß sie so ihre gegenseitige Anziehung und Sympathie erhalten können – im Alltag wäre ihr ihr Freund «zu anstrengend». Darüber hinaus pflegt Frau K. seit etlichen Jahren noch eine seelisch-geistige Beziehung mit einem anderen Mann, mit dessen Eltern sie auch sehr verbunden ist. Sie feiern gemeinsam Familienfeste, Weihnachten, aber auch zu zweit verbringen sie manche Zeit miteinander. Die Verbindungen zu diesen beiden Männern sind auf ihre jeweilige Art intensiv und seit Jahren stabil, beide wissen auch voneinander. Frau K. fühlt sich mit dieser Situation gut. Mitunter zweifelt sie daran, ob sie «normal» sei «mit ihren beiden Männern» oder Angst vor Nähe habe. Es stellt sich aber letztlich immer heraus, daß sich diese Situation in ihrer Empfindung als stimmig und ohne Bedarf nach Veränderung erweist.

Frau R. ist Ende dreißig, lebt allein in einer Zwei-Zimmer-Wohnung in einer Großstadt und arbeitet in ihrem Beruf als medizinisch-technische Assistentin. Mit ihrer Arbeit ist sie zufrieden, in ihrer Freizeit ist sie mit ihrem Freundes- und Bekanntenkreis auf Ausflügen, Festen und Partys unterwegs. Sie ist eine recht attraktive, in ihrer Wesensart nette, gesellige Frau. Mitunter hat sie Beziehungen zu Männern, die sich aber nach einigen Monaten wieder auflösen. Im Prinzip könne sie sich ja über nichts beklagen, sagt sie, aber es fehle ihr eine feste Beziehung, und auch der unerfüllte Wunsch nach Kindern schmerzt sie. So kreist ein großer Teil ihrer Gedanken und Gefühle um dieses Thema, einen Partner zu finden. Mit Single-Partys und Kontaktanzeigen hat sie immer wieder einmal Versuche unternommen, fand aber nie «den Richtigen». Immer wieder nagten in ihr Gefühle der Minderwertigkeit, Sinnlosigkeit, die Empfindung, «irgendwie nicht richtig zu sein», bis hin zu depressiven Phasen. Im Laufe der Jahre wurden diese depressiven Phasen schlimmer, auch ihr Alkoholkonsum nahm zu. Nachdem sie wieder den Versuch einer Beziehung auf sich genommen hatte und diese nach einigen Monaten ebenfalls auseinanderging, beschloß sie, eine Psychotherapie aufzusuchen, um die Ursachen ihrer «Beziehungsstörung» anzugehen. Sie erlebte diese Therapie als hilfreich, und nach einigen Monaten ging es «um ganz andere Themen als Beziehungen und Männer», beispielsweise lernte sie, ihre Bedürfnisse, Wünsche, aber auch Grenzen und Anforderungen gegenüber anderen Menschen differenziert wahrzunehmen und auszudrücken. Sie verstand, daß sie sich vieles, was sie sich von einer Partnerschaft oder auch einer Familie erhofft hatte, auch allein oder in ganz anderen Zusammenhängen erfüllen konnte. Beispielsweise erinnerte sie sich wieder an ihr altes Interesse an der Musik und trat in einen Chor ein. Über eine Kollegin erfuhr sie von deren Aktivitäten in einem Naturschutzbund, dem sie sich dann ebenfalls als Mitglied anschloß.

Einen Partner hat sie im Laufe dieser Zeit weiterhin nicht gefunden, aber das Leiden daran ist für sie in den Hintergrund getreten. Sie hat eine innere Haltung gefunden, mit diesem unerfüllten Wunsch zu leben.

Bestätigt werden diese biographischen Einzelschilderungen von den Aussagen moderner Soziologen zu gesamtgesellschaftlichen Tendenzen. So stellt die Wiener Soziologin Jutta Kern, die die Lebensform der Singles untersucht hat, fest, daß die Grenze zu Verheirateten unscharf ist, da sie nicht unterschieden werden von Partnern in nichtehelicher Gemeinschaft, die nicht zusammen wohnen. Die Autorin löst diese Frage, wer denn nun Single ist und wer nicht, mit der Selbstdeutung der Betroffenen: Man ist immer so allein, wie man sich fühlt. Für solche nicht genau bestimmten Formen des

Zusammenlebens bei «Singles» hat sie verschiedene Definitionen: «LAT» = Living apart together; dauerhafte Lebensbeziehung ohne gemeinsamen Haushalt; Beziehungsformen der «segmentierten Vergemeinschaftung», was heißt, daß unterschiedliche Bedürfnisse und Interessen mit verschiedenen Partnern (Urlaubsbegleiter, Bettgenosse, Seelentröster, Tanzpartner ...) gelebt werden.[7]

Der Soziologe Ronald Bachmann faßt die Ergebnisse seiner Untersuchungen so zusammen: «Die große Mehrheit (85 %) aller Singles schließt – mit mehr oder weniger ausgeprägten Vorbehalten – eine (erneute) Partnerbindung in ihrem Lebensentwurf mit ein. Nur eine kleine Minderheit (15 %) will definitiv auf einen festen Partner verzichten ... Aber von diesen 85 % bindungswilligen Singles haben 28 % einen starken Vorbehalt gegenüber der konkreten Realisation einer Bindung und nur eine knappe Mehrheit (57 %) sind eindeutig bindungsorientiert. Es besteht ein ausgesprochen hohes Anspruchsniveau gegenüber einer neuen Bindung. Im wesentlichen geht es dabei um die Verwirklichung einer ‹tiefen› und ‹intensiven› Beziehung zum Partner einerseits und um den Erhalt der persönlichen Unabhängigkeit und Freiheit andererseits. Die Bereitschaft, sich quasi ‹blind› auf eine ‹neue Liebe› einzulassen, ist unter vielen Singles recht gering ... Insbesondere Frauen stehen in der ‹inneren Auseinandersetzung› zwischen ihren Bindungswünschen und den erfahrenen Bindungswirklichkeiten.»[8]

Ronald Bachmann schreibt über den Einstieg in das Single-Leben: «Zwei Drittel aller Befragten, Frauen und ledig gebliebene Männer [nicht verheiratet in einer Partnerbeziehung], waren im Rückblick der Ansicht, daß sie aktiv und mit Absicht ihre soziale Beziehung aufgelöst hatten. Dagegen findet sich unter den *geschiedenen* Männern kein einziger, der im nachhinein die Überzeugung vertrat, freiwillig und dem eigenen Wunsch nach seine familiäre Bindung aufgegeben zu haben … Im Gegensatz zu den geschiedenen Frauen in der Population berichten sie kaum von Gefühlen der Einsamkeit, Unzufriedenheit oder der persönlichen Überforderung in dem letzten Jahr ihrer Ehe … Daß ihr Privatleben eine plötzliche Wendung bekommen könnte, hatten sie im vorhinein offenbar nicht ernstlich mitbedacht. Ihren Berichten zufolge waren nicht sie trennungsaktiv, sondern ihre Frauen stellten die treibenden Kräfte der Familientrennung dar … Wesentlich besser an einen individualisierten Lebensalltag angepaßt zeigen sich *ledige Männer* unter den Singles mit einem hohen schulischen Bildungsniveau … Sie erweisen sich – vor dem Hintergrund einer ausgeprägten beruflichen Orientierung – an der Verwirklichung eines ‹eigenen Lebens› stark interessiert.»[9]

Die geschilderten Beispiele und die Beobachtungen der modernen Soziologie zeigen, daß die Lebensform mit einer biographischen Auseinandersetzung eng zusammenhängt, ja diese sogar notwendig ist, wenn man sich nicht in sozialen Scheingebilden aufhalten will. Biographie entfaltet und verändert sich in der Zeit – und gerade heute besonders –, so auch die Lebensweise. Im Grunde darf man daher bei diesen verschiedenen Möglichkeiten auch nicht von «Formen» des Zusammen- oder Alleinlebens sprechen, denn es handelt sich vielmehr um innere und äußere Bewegungen – zumindest um bewegte Formen. Gemäß dieser Bewegungen ist ein bewußter Umgang mit Abschieden, Trennungen und Neuanfängen zu suchen. Schicksalsbeziehungen, die früher aus konventionellen Gründen nicht «sein» durften, sind heute offen lebbar – in ihrer Veränderbarkeit, Vielgestaltigkeit und auch in ihren Risiken. Es hängt vom Urteil und der Entscheidung der Betreffenden ab, wie sie damit umgehen wollen.

Gefühle wie Eingebundensein, Einsamkeit, Sinnerfülltheit können subjektiv völlig verschieden erlebt werden und sind unabhängig von der Art des Zusammen- oder Alleinlebens. Manche Menschen fühlen sich als Single wohl, andere in einer Ehe, wieder andere in keiner dieser beiden Lebensformen. Daß heute Einsamkeit, Isolation, Herausfallen aus jeglicher Zugehörigkeit ein Lebensgefühl ist, und sei es nur phasenweise, sei unbestritten – genauso unbestritten ist es aber auch, daß man das auf der «Bühne» des sozialen Beziehungsnetzes erlebt. Es gibt Paare, die seit langem eine gute Beziehung führen und berichten, daß sie miteinander Phasen der Einsamkeit und Langeweile durchmachen und daß sich diese «Einsamkeit zu zweit» leerer anfühlt, als wenn man sie allein erleben würde. Die Ursachen für diese Gefühle sind also anderswo zu suchen. Wir werden später darauf zurückkommen (s. unten, S. 37 ff.).

Lebensformen sind wie ein «Balanceakt» – es ist zwischen vielen Teilen ein Gleichgewicht zu finden. Die Balance bleibt nur bestehen, wenn man permanent in Bewegung bleibt. Wie beim Balancieren sind diese Bewegungen fein und konzentriert. Die Mitte – das Gleichgewicht – ist zu finden zwischen:

- «ich» und «wir»
- Einsamkeit und Gemeinsamkeit
- verschiedenen eigenen Bedürfnissen und Anforderungen von anderen Menschen oder Situationen
- Bewegung und Ruhe bzw. Geformtheit.

Dieses Ausbalancieren findet auch auf der zeitlichen Achse statt, das heißt, ich muß immer wieder neu danach fragen, welche Lebensform in meiner momentanen biographischen Situation die passende ist. Der «Drahtseilakt» braucht eine Blickrichtung nach vorne, ohne die der Weg nicht zu beschreiten ist: das Finden und Bewahren einer inneren Kontinuität, Verbindlichkeit und Treue gegenüber geistigen Werten, Idealen, Lebenszielen.

«Was ist deine Identität?» Würde man im Alltag danach gefragt werden, würde man das landläufig zunächst über den äußeren Rahmen definieren, z.B. den Beruf, den Familienstand, den sozialen Status, vielleicht über Leistungen, Ausbildungen oder ähnliches. Man ist, was man besitzt, zumindest vorzeigen kann, und was man bislang geworden ist. Aber bei solch einer schnellen Antwort würde die meisten von uns zugleich ein vages Gefühl der Unstimmigkeit beschleichen.

Definiert man seine eigene Person mit dieser äußeren Klammer – diesem Rahmen –, spürt man aber um so mehr die Kraft, die Eigenständigkeit, die Dynamik der «Einzelteile», aus denen man besteht und die man in seinem Selbstbewußtsein integriert. So schreibt etwa Ulrich Beck: «Der Zwang und die Möglichkeit, ein eigenes Leben zu führen, entsteht in der hochdifferenzierten Gesellschaft. In dem Maße, in dem die Gesellschaft in einzelne Funktionsbereiche zerfällt, die weder aufeinander abbildbar noch durcheinander ersetzbar sind, werden die Menschen jeweils nur unter Teilaspekten eingebunden: als Steuerzahler, Autofahrer, Studentin, Konsument, Wähler, Patient, Produzent, Vater, Mutter, Schwester, Fußgängerin usw.; d.h. sie werden in andauerndem Wechsel zwischen verschiedenartigen, zum Teil unvereinbaren Verhaltenslogiken gezwungen, sich auf die eigenen Beine zu stellen und das, was zu zerspringen droht, selbst in die Hand zu nehmen: das eigene Leben. Die moderne Gesellschaft integriert die Menschen nicht als ganze Person in ihre Funktionssysteme, sie ist vielmehr im Gegenteil darauf angewiesen, daß Individuen gerade nicht integriert werden, sondern nur teil- und zeitweise als permanente Wanderer zwischen den Funktionswelten an diesen teilnehmen. Die Sozialform des eigenen Lebens ist also zunächst nur die Leerstelle, welche die sich immer weiter ausdifferenzierte Gesellschaft öffnet. Sie wird angefüllt mit Unvereinbarkeiten, den Ruinen der Traditionen, dem Gerümpel der Nebenfolgen. In den Hohlräumen, welche die einmal regierenden großen Selbstverständlichkeiten mit ihrer Entzauberung hinterlassen, entstehen Trümmerspielplätze des eigenen Lebens.»[10]

Der Mensch zerfällt also in Teilaspekte, in Rollen, auch hier ist er Grenzgänger zwischen den Funktionswelten. Je differenzierter und zugleich diffuser die menschlichen Aufgaben oder Rollen sind, desto notwendiger ist es, das Verbindende und Konstante im Inneren festzuhalten und immer mehr zu stärken. «Der Mensch stellt sich auf eigene Beine … und nimmt sein Leben selbst in die Hand», lautet das Fazit von Ulrich Beck.[11]

Dieses Auseinanderfallen – die «Fragmentierung des Lebens» – finden wir heute in vielen Bereichen. Im äußeren sozialen Bereich bildet sich ab, was wir in unserer Seele erleben. Auf eine elementare Weise können wir das in der modernen Kunst erfahren, sei es in der zeitgenössischen Musik, in der Dichtung, bei Installationen. Man hört zusammenhanglose Klänge oder liest unverbundene Worte, steht vor oftmals «häßlichen» Objekten – verrosteten Schraubenhaufen, alten Telefonen, ausgedrückten Farbtuben … Aus der Sache heraus ergibt sich keine Aussage, kein Zusammenhang wird verständlich, man kann keine Verbindungen sehen. Auch gegenüber den gewohnten Maßstäben der Harmonie oder der Ästhetik sperrt sich das Ganze. Der Mensch steht allein davor, von vertrauten Beurteilungskriterien verlassen, verwirrt, verunsichert, ratlos, befremdet. Und nun ist eine innere Umwandlung – ein Umstülpungsprozeß – gefordert: Dieser im Materiellen nicht gegebene Zusammenhang muß im Inneren des Menschen hergestellt werden – durch die Aktivität des eigenen Ich. Er vollzieht sich im Unsichtbaren, im Geistigen.

Das alles sind keine Erscheinungen, die abwegig sind, die vermieden werden sollten oder könnten, sondern sie hängen mit dem zusammen, was Rudolf Steiner als die Situation der heutigen Menschheit schildert. In verschiedenen Vorträgen führt er aus, daß die gesamte Menschheit unbewußt über die Schwelle zur geistigen Welt geht. Es sind Schwellenerlebnisse, die wir heute in der Kunst, in den Formen des Zusammenlebens, in unseren sozialen Beziehungen und in vielen anderen Bereichen abgebildet finden und die wir durchmachen. Die geistige Welt ragt in unser Schicksal herein. Von daher gehören Auflösungen, Turbulenzen, Bewegungen zu unserem heutigen Leben dazu.

Was ist unter dem sogenannten Schwellenübergang zu verstehen? Mit «Schwelle» ist die Trennung zwischen der physisch-irdischen und der geistig-übersinnlichen Welt zu verstehen. Die rein geistige Welt «erleben» wir in unserem höheren Ich im Vorgeburtlichen und im nachtodlichen Dasein, und sie ist unserem irdischen Tagesbewußtsein in dieser Ausschließlichkeit nicht zugänglich. «Schwellenübergang» bedeutet aber, daß sich die klare Trennungslinie zwischen irdischer und geistiger Welt immer mehr auflöst, das heißt, das Geistige kommt in die irdische Welt herein bzw. wir suchen es. Jeder Mensch trägt in sich die Sehnsucht nach seinem höheren Ich – nach seinem geistigen Wesenskern. Es ist das Gefühl der Liebe zur geistigen Welt, das uns die Grenze unseres Alltagsbewusstseins überschreiten läßt. Gleichzeitig lebt in unserem alltäglichen Ich – dem niederen Ich – die Angst vor diesem Unbekannten.

Zudem muß sich der Mensch für diesen Schwellenübergang neue Fähigkeiten erwerben. Mit entsprechender Schulung und Meditationen können wir die geistige Welt aktiv suchen. Gehen wir unbewußt bzw. unvorbereitet innerlich über die Schwelle, sind wir diesen auflösenden Kräften und unserer eigenen ambivalenten Einstellung dazu ausgeliefert.

Rudolf Steiner schildert diese Situation in einem Vortrag z.B. folgendermaßen: «Die Zeit ist da, in welcher die Menschheit schwer geprüft wird. Warum wird die Menschheit so schwer geprüft? Ja, wenige schauen hin auf das, ... was in den Tiefen des historischen Weltgeschehens sich abspielt, wo nicht mehr das menschliche heutige Bewußtsein, sondern wo das Unbewußte nur hineindringt. Ziemlich gedankenlos und schläfrig lebt eigentlich der größte Teil der Menschheit heute mit dem gewöhnlichen Bewußtsein dahin. Aber während wir im Kopfe dieses gewöhnliche Bewußtsein haben, schreitet unser tieferes Bewußtsein, welches das Herz ergreift, gerade eben historisch für die moderne Zivilisation durch die Schwelle zur geistigen Welt durch. Oben im Kopf leben die Menschen mit alledem, was sie heute miteinander reden ..., und unten geht die ganze Menschheit – ohne daß sie es ahnt, wie wenn einer auf dem Vulkan ginge – durch die Schwelle durch. Und jenseits muß der Mensch entweder verderben – oder er muß vorrücken mit gutem Willen zu einer Erkenntnis der übersinnlichen Welt.»[12]

Beim Überschreiten dieser Schwelle, dieser Bewußtseinsstufe, vollziehen sich im Menschen die angesprochenen Prozesse des Auseinanderfallens. «Denn alles, was an ihm [dem Geheimschüler] herangezogen ist, löst sich vollständig auf durch das Zerreißen der Fäden zwischen Wille, Denken und Gefühl. Er blickt auf die Ergebnisse aller bisherigen Erziehung zurück, wie man auf ein Haus blicken müßte, das in seinen einzelnen Ziegelsteinen auseinanderbröckelt und das man nun in neuer Form wieder aufbauen muß ... Dann erhebt sich von dem Orte aus, an dem er steht, ein Wirbelwind, der all die geistigen Leuchten zum Verlöschen bringt, die bisher den eigenen Lebensweg erhellt haben. Und eine völlige Finsternis breitet sich vor dem Geheimschüler aus.»[13] Es ist übrigens interessant, daß Ulrich Beck trotz seiner völlig anderen Sprache für diesen Vorgang ebenfalls das Bild des auseinandergefallenen Hauses bzw. der Ruine und des Trümmerspielplatzes verwendet. Dem Menschen wird also zugetraut, das «Haus in neuer Form wieder aufzubauen» und «die Finsternis vor sich selbst zu durchleuchten».

Als eine weitere Begleiterscheinung des Schwellenübergangs erweist sich die Tatsache, daß der Mensch aus der unbewußten Zusammengehörigkeit mit den Geistern seiner Familie und seinem Volk heraustritt, die ihn bislang geführt haben.[14] Er war in eine Gemeinschaft eingebettet, diese geistigen Wesen gaben ihm Ziele, Richtung, er führte auf eine dem Tagesbewußtsein nicht zugängliche Weise ihre Arbeit aus. Aus dieser unbewußten Gemeinschaft wird er entlassen, er ist frei. Nun kann er wissentlich und aus eigener Entscheidung an den Gemeinschaftsaufgaben mitarbeiten. Daß er aber, bevor er sich selbst wieder in die Zusammenhänge als Zeitgenosse, in Geist- oder Wahlverwandtschaften gestellt hat, Verlassenheit, Isolation, Nicht-Zugehörigkeit erlebt, ist nachzuvollziehen. Man darf annehmen, daß das auch die tiefere Ursache eines heutigen Lebensgefühls ist, selbst wenn es äußerlich an etwas ganz anderem zu liegen scheint.

Von großer Bedeutung ist jedoch, und darauf weist Rudolf Steiner ebenfalls hin, daß bei diesem Übergang des neu erwachten Lebens nicht unbedingt alles tumultuarischen Charakter zu haben braucht, sondern daß sich ein Gefühl der Seligkeit einstellen kann, wenn sich der Mensch entsprechend geschult hat.[15] Diese Seligkeit kann jeder auch punktuell und immer wieder ahnungsweise spüren, wenn er es geschafft hat, aus der geistigen Welt heraus Kraft und eine Integrität auf ganz neuer Ebene zu bekommen. Wie es in dem oben zitierten Gedicht von Hilde Domin heißt: «Und daß wir aus der Flut, daß wir aus der Löwengrube und dem feurigen Ofen immer versehrter und immer heiler stets von neuem zu uns selbst entlassen werden.»

Es zieht uns mit dem Herzen, also mit dem Gefühl und mit Liebe, zur geistigen Welt. Wir ahnen, daß die eigentliche Beziehung, die wir ersehnen, diejenige zu unserem höheren Ich ist. Sind wir damit in Berührung, dann rücken die Erwartungen, Hoffnungen, Liebessehnsüchte, die sich auf andere Menschen beziehen, auf einen Platz, der der Realität angemessener ist.

Die Integration im eigenen Ich

Wir sind heute Schöpfer unserer eigenen Lebensformen und Beziehungen. Wir «haben» keine Beziehungen, sondern wir nehmen Beziehung auf. Wir «sind» nicht in Gemeinschaft, sondern wir stellen sie her.

Das «Ich», das Zentrum im Menschen, wird in seiner eigentlichen Qualität, nämlich ewig und unzerstörbar zu sein, in dieser sich auflösenden Welt gefordert. Die Kontinuität muß in der menschlichen Seele stattfinden, wenn der Mensch, wie bei seinen äußeren Anteilen, nicht auch innerlich auseinanderfallen will. Die Integration kann dann entstehen, wenn der Mensch sich bemüht, geistige Werte und Ideale zu leben und zu verwirklichen. Es geht dann nicht darum, um jeden Preis eine Trennung oder einen Abschied zu vermeiden, sondern innerlich einem Ideal treu zu bleiben.

Das Ich des Menschen stellt die Verbindung auf allen Ebenen her:

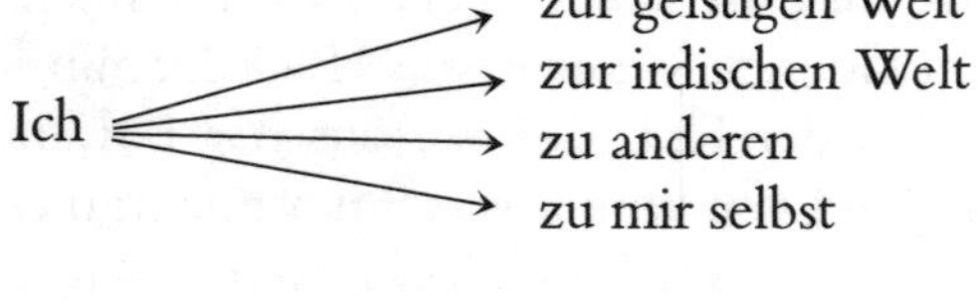

Wie kann man damit beginnen, und sei es zunächst einmal in kleinen Schritten? Im folgenden sollen einige Ansätze dargestellt werden. Weitere Möglichkeiten sind in den anderen Kapiteln des Buches beschrieben.

Die *Beziehung zu mir selbst* ist eine grundlegende Voraussetzung, um überhaupt im Sozialen in irgendeiner Weise konstruktiv sein zu können. Ich selbst bin das Instrument, mit dem ich die anderen und die ganze Welt wahrnehme, und wenn ich nicht in einem permanenten, ausbalancierten Prozeß der Selbsterziehung stehe, bewirke ich im Sozialen Unordnung. Dabei gibt es verschiedene Ebenen. Ich kann, wie oben beschrieben, die Verbindung zu meinem physischen Leib, meinem Ätherleib und meinem Astralleib aufbauen und pflegen. Auf der Ebene des Schicksals finde ich mein Ich in meiner Biographie, und zwar in dem Sinne, daß ich es durch meine Entwicklungsschritte immer wieder neu erschaffe. Was wird im alltäglichen Leben an mich herangetragen? Was fordert mich, berührt mich, gibt Anstöße? Wo liegen meine Entwicklungsimpulse, sei es in der Bewältigung umwälzender Lebensereignisse oder unauffälliger, täglicher Erfordernisse? Durch diese Auseinandersetzung finde ich mein Ich. Es kommt mir von außen, in Form von Zukunftsimpulsen, entgegen.

Die *Beziehung zu anderen Menschen* ist, wie wir gesehen haben, nicht mehr von allein, z.B. durch die Blutsverwandtschaft, gegeben. Interesse – das ist es, was die Verbindung zu anderen schafft. Wirkliches Interesse bedeutet, daß ich ohne egoistische Wünsche, ohne Erwartungen, ohne ein fertiges Bild des anderen etwas von seinem Wesen wahrnehmen möchte. Die wirkliche Selbstlosigkeit des Interesses kann man verstehen, wenn man es beispielsweise einmal durch das Beobachten einer Pflanze übt. Ich suche mir etwa einen Baum aus, pflanze ein Samenkorn in einen Blumentopf … und beobachte in bestimmten Zeitabständen mit Wärme und Interesse, was passiert. So schaffe ich durch meine Aktivität Verbindung und Beziehung.

Die *Beziehung zur irdischen Welt* bedeutet gleichzeitig, daß ich Zeitgenosse und Mitmensch bin. Ich verbinde mich mit der Erde durch meine Tätigkeiten. Meine Aufgaben – teilweise können es ganz schlichte sein – kommen mir von außen entgegen. Rudolf Steiner gibt dafür unter anderen eine Übung an, bei der man darauf achtet, was man täglich gefragt wird. Beachtet man das, kann man erkennen, wofür man da ist. Das schließt nicht aus, daß man von sich aus nach einer Aufgabe sucht, in der man Ideale verwirklichen kann und für die man sich begeistern kann (damit hat man bereits eine Anbindung an die geistige Ebene). Gerade wenn die berufliche oder private Situation durch wirtschaftliche Notwendigkeiten bestimmt ist, kann man sich in einen Zusammenhang stellen, in dem man sich für etwas Ideelles engagiert, indem man in seiner Freizeit beispielsweise bei Greenpeace mitwirkt, auf einem biologisch-dynamischen Bauernhof mitarbeitet, sich an anthroposophischen Arbeitsgruppen beteiligt usw. Ist man in dieser Hinsicht wirklich am Suchen, kommt einem auch da etwas entgegen.

Die *Beziehung zur geistigen Welt* ist auf vielerlei Weise möglich. *Ein* Weg ist der, sich mit Idealen zu verbinden. Hinter jedem Ideal steht eine geistige Kraft, sogar ein geistiges Wesen. Bemühe ich mich, in meinem Leben Ideale zu verwirklichen, bin ich einerseits in Beziehung zu dieser geistigen Kraft, andererseits schaffe ich zusätzlich eine Verbindung zwischen Geistigem und Irdischem. Meine Ideale finde ich beispielsweise in meiner Biographie: Wen oder was habe ich in der Zeit meiner Pubertät bewundert, und wofür habe ich mich begeistert? Welches Ideal steckt dahinter – Gerechtigkeit, Schönheit, Fairneß, Hoffnung, Bildung, Humor, Zuversicht, Güte, Verständnis, Heiterkeit, Tüchtigkeit ...?

Entscheidend bei all diesen Übungen auf den verschiedenen «Beziehungsebenen» ist das Ideal der Liebe. Es nützt nichts, wenn man nur per Entscheidung und Disziplin solche Übungen durchführt, auch wenn das für den Anfang oder bei «Durststrecken» eine notwendige Durchhaltemethode ist, sondern man muß sie gerne und mit einem liebevollen Gefühl machten – zu sich selbst, zu anderen und zu den Taten als solchen.

Das alles sind Voraussetzungen, damit Formen des Zusammen- oder Alleinlebens gelingen können. Wie diese im einzelnen zu gestalten sind, welche Entscheidungen man trifft, kann sich nur in der jeweiligen konkreten Schicksalssituation zeigen.

Wie kann man eine Kultur der Trennung und des Neubeginns schaffen? Über den Umgang mit Ritualen

Ein weiteres wichtiges Element zum Gestalten von Gemeinschaften ist ein bewußter Umgang mit Abschieden, Trennungen, Anfängen und allen anderen Arten der Veränderung.

In einem kirchlichen und volkstümlichen Rahmen gab und gibt es Bräuche, Anfang und Ende in verschiedensten Zusammenhängen zu gestalten. Dazu gehören die Jahresfeste, Taufe, Konfirmation, Hochzeit, Bestattung, der Beginn und das Ende einer Woche, Anfang und Abschluß eines Tages usw. Auch werden bei Naturvölkern Rituale vollzogen, die dem dort gemäßen religiösen und sozialen Rahmen entsprechen.

Will man mit diesen Bräuchen und Ritualen im Menschen eine tiefere Ebene erreichen, d. h. ihm tatsächlich bei einem Übergang Hilfe zukommen lassen, muß der Vollzug von allen daran Beteiligten mit Sinn erfüllt und mit innerem Engagement durchgeführt werden. In unserer Kultur sind viele dieser Rituale, falls sie überhaupt noch bestehen, zu einer leeren Gewohnheit geworden – man denke an die Jahresfeste –, und damit sind sie wirkungslos.

Auch gibt es, besonders in unserem modernen Leben, viele Übergänge und Ereignisse, die durch diesen kulturellen Rahmen gar nicht erfaßt werden und für die folglich kein Ritual geschaffen wurde, z.B. Scheidung, Trennung von einem Partner, Fehlgeburt, Pensionierung, das Erreichen eines Gesundungszustandes bzw. das Ende einer Krankheit usw. Gerade in unserer Zeit, die von Mobilität und Veränderung geprägt ist, gerät man oft gleitend von einem Zustand in den nächsten. Verstandesmäßig hat man vielleicht registriert, daß nun etwas neu ist, aber das Alte abgeschlossen, vielleicht sogar betrauert, die Bedeutung ermessen und erfühlt – das hat man, wenn überhaupt, beiläufig und nebenher erledigt. So ist es nur konsequent, daß eine wirkliche Offenheit, Kraft und Freude für einen Neuanfang auch nicht eintreten können. Man «schleppt» die Bedeutungen oder die Probleme von etwas Altem ständig weiter. Beispielsweise hat man eine alte Beziehung noch nicht richtig abgeschlossen, keine Phase der Trauer gehabt und die nächste Beziehung schon begonnen. Es ist häufig anzutreffen, daß solche «Altlasten» dann eine neue Partnerschaft erschweren. Jeder kennt Beispiele oder kann nachfühlen, wenn bei einem Verlust nicht eine Phase der wirklichen Trauer zugelassen wurde, sich unterschwellig ein permanentes Lebensgefühl von Gedämpftheit bis hin zu Depression einstellt.

Aber auch in einer andauernden Partnerschaft, in der Familie oder dem eigenen Leben gibt es Übergänge, die das (gemeinsame) Leben verändern und die ein bewußtes Begleiten der Ereignisse verlangen. Beispielsweise zieht man als Paar in eine gemeinsame Wohnung, oder aus der gemeinsamen Wohnung zieht man aus, und jeder bezieht seine eigene; eine neue Phase setzt ein, wenn die Kinder das Haus verlassen usw.

Auch das Verändern unerwünschter Verhaltensweisen, sogenannter Muster, kann mit gezielten Gestaltungsmitteln unterstützt werden. Es handelt sich dann nicht um eine einmalige Veränderung, sondern um langfristige Wandlungsprozesse; dabei können Rituale wiederholt eingesetzt werden, um sich an die neuen Möglichkeiten zu erinnern. (Natürlich gibt es auch solche Gewohnheiten, bei denen es nötig ist, sie auf einmal zu beenden, z.B. jede Art von Sucht.) Diese innere Neugestaltung kann sich auf die verschiedensten Aspekte beziehen, etwa: «in dieser Hinsicht übernehme ich ab jetzt selbst die Verantwortung» (und schiebe sie nicht mehr anderen zu); «ich werde nicht mehr mit Aggressionen reagieren, wenn ich mich verletzt fühle»; «ich werde nicht mehr mein Selbstwertgefühl davon abhängig machen, daß mich mein Partner gut findet» usw.

Die Familientherapie, ausgehend von der «Mailänder Schule», arbeitet mit (therapeutisch wirkenden) Ritualen in Familien, mit Paaren und anderen sozialen Gruppen.[16] Passend zur Situation der Betreffenden werden hier mit dem Therapeuten gemeinsam Rituale geschaffen. Es hat sich gezeigt, daß dadurch Veränderungen bzw. erwünschte neue Verhaltensweisen und Einstellungen tiefgreifend und stabil veranlagt werden. Diese Rituale werden nach einigen einfachen Prinzipien gemeinsam entwickelt und ausgedacht, und mit ein wenig Einfallsreichtum kann sie jeder Mensch für seine Lebensübergänge auch selbst erfinden. (Wenn man den eigenen Alltag anschaut, kann man oft entdecken, daß man schon etliche Rituale anwendet.)

Was ist unter einem Ritual zu verstehen? Es handelt sich um eine gezielte Handlung (oder eine Reihe von Handlungen), die in einer regulären Abfolge verläuft. Es gibt dabei einen Teil der Vorbereitung, einen Mittelteil und ein Ende. Die einzelnen Schritte können mit Worten begleitet sein (auch mit geschriebenen Elementen), und es werden dabei

Symbole verwendet. In der Familientherapie werden Rituale so gehandhabt, daß der Anfang und das Ende festgelegt sind und der Mittelteil Raum für Spontaneität läßt.

Die Vorbereitung kann so aussehen, daß man den Zeitpunkt wählt und festlegt, einen Raum herrichtet oder schmückt, einen bestimmten, bedeutungsvollen Ort aufsucht, benötigte Gegenstände besorgt oder ähnliches. Handelt es sich um eine Trennung – im weitesten Sinne –, kann man aufschreiben: Wovon oder von wem konkret will man sich verabschieden? Was soll Neues entstehen – welche Werte und welches Selbstverständnis sollen damit verbunden sein? Das Alte kann durch Worte, aber auch durch Symbole ausgedrückt werden: durch Fotos, Briefe, Erinnerungsstücke, einen Gegenstand, der diese Situation verbildlicht usw.

Die Durchführung des Rituals besteht darin, daß das Alte verabschiedet wird. Vielleicht hat man es aufgeschrieben und verbrennt das Papier, wirft den symbolischen Gegenstand in den Fluß, begräbt es, spült es weg usw. Es kann dazu gesprochen oder geschwiegen werden.

Der Abschluß kann so aussehen, daß man den neuen Status feiert; ihn ebenfalls mit einem Symbol, das dann einen Platz in der Wohnung erhält, bekräftigt; sich das neue Ziel als Merksatz auf den Spiegel schreibt usw.

Diese Rituale können natürlich phantasievoll ausgestaltet werden, aber auch sehr einfach sein. Entscheidend ist dabei, daß man durch eine zusätzliche Handlung etwas verabschiedet und das Neue anvisiert. Durch die Tat erreicht man die Willensebene – damit wird auch die Gefühlsschicht berührt –, und dadurch kommt man zu einer tieferen Wirkung, als wenn man sich etwas nur verstandesmäßig vorstellt. Das gleiche gilt für die Benutzung der Symbole; sie prägen sich ein durch ihren bildhaften Charakter.

Weiterhin ist entscheidend, daß Anfänge und Abschiede überhaupt innerlich gegriffen werden und zu einem Bestandteil der Lebenskultur werden. Man kann schlicht auch damit beginnen, einmal bewußt den Tag zu verabschieden und den neuen bewußt zu beginnen; vielleicht schaut man zurück und sucht, was heute besonders wichtig war, was man einer Begegnung zu verdanken hat, was man bei dem vor einem liegenden Tag erreichen will, worauf man besonders achten will ... (Diese von Rudolf Steiner angegebene «Rückschau» und auch ein Vorblick ist unten von Ingrid Ruhrmann anschaulich beschrieben, S. 171.) Wer für sich einen religiösen Weg annehmen möchte, kann alltägliche Übergänge wie Morgen und Abend mit einem Gebet einleiten und abschließen. Auch solche kleinen Schritte lassen sich durch ein selbsterfundenes Ritual vertiefen. Hat man durch eigenes Versuchen ein Gespür bekommen, kann man auch mit einer Gemeinschaft oder bei Begegnungen Rituale anwenden.

Ist guter Rat teuer? Die Kunst des Fragens[17]

Die Flut der «Ratgeber» ist inzwischen so uferlos geworden, daß es für jede Lebenslage guten Rat gibt. In vielen Fällen ist es nützlich und hilfreich, richtig beraten zu werden. Bei der Suche nach dem eigenen Weg, der eigenen Entscheidung kann andererseits nichts hinderlicher sein als ein gut gemeinter Rat. Der Ratgebende geht von der Überzeugung aus, er wisse, wie diese Situation ist, wie sich der «Rat-lose» darin fühlt und wie ihm geholfen werden kann. Er hat ein fertiges Urteil, das doch nur von außen genommen sein kann, und dabei ist jeder Mensch in seiner Einmaligkeit von außen nur bedingt zu verstehen. Auch schließt ein fertiges Urteil, ebenso wie eine überkommene Lebensregel, die Verhältnisse ein für alle Mal geordnet hat, jede Situation ab und verhindert völlig Neues. Der auf der Suche nach Entscheidung Befindliche aber ist in einer offenen Situation, er braucht vielleicht Bestätigung seiner selbst, um die Situation so lange auszuhalten, bis sich der neue Weg auftut.

Im Nebel der Unklarheit, im diffusen Hin und Her der Gefühle und Überlegungen gibt es allerdings doch eine Möglichkeit, den Nebel zu teilen und erste Konturen auszumachen, und das ist: Fragen zu stellen.

Eine bestimmte Art von Fragen ist rasch da, zum Beispiel: «Wie soll es weitergehen?», «Was soll ich nur machen, damit …?» Aber schon die nächste Frage, ernsthaft gestellt, führt viel weiter, nämlich: «Welches ist mein Anteil an der Schwierigkeit?» Der Versuch einer exakten Schilderung der Umstände, die zu einem Konflikt, einer aussichtslosen oder schwierigen Lage geführt haben, bringt oft erstaunliche Wendungen und Überblicke.

Oft ist die Formulierung der «richtigen» Frage die entscheidende Hilfe. Wird eine Frage ernst gestellt, das heißt, ist ungeteiltes Interesse des Fragenden dabei, Interesse für den genauen Tatbestand wie auch für die Andersartigkeit des anderen Menschen, die man gerne und ohne jeden Hintergedanken erfahren möchte, können sich beim Gefragten Bereiche im Innern öffnen, in die er vielleicht selber noch nie geschaut hat, und er steht selbst staunend vor großen Neuigkeiten. Eine solche «richtige» Frage stellen zu können ist zunächst vielleicht «Glückssache», diese Fähigkeit kann aber durch Übung wachsen.

Eine andere Frage-Möglichkeit könnte sein, dem Partner oder sich selbst «große» oder «berühmte» Fragen zu stellen. Im Altertum kam am geheimnisvollen Wesen der Sphinx niemand vorbei, der nicht ihre Frage beantworten konnte: «Was ist das? Es geht am Morgen auf vier Beinen, am Mittag auf zwei und am Abend auf drei Beinen?» Wer nicht zu der Erkenntnis «Das bin ich selbst, der Mensch» gelangte, kam nicht weiter.

Wer ist der Mensch? Bin ich unsterblich? Ist meine Seele, ist mein Geist real, oder sind das Säureverbindungen im Gehirn? Ist mein Leib eine Maschine, die durch Ersatzteile repariert werden kann? Steht mein ewiges Leben im rhythmischen Gang verschiedener Verkörperungen und in der Bearbeitung von Schicksal? Wer bin ich als Mensch, ganz unabhängig zunächst von der aktuellen Schicksalslage? Wird von der Beantwortung dieser Frage nicht sehr viel abhängen?

Eine andere berühmte Frage ist die des Pilatus an Jesus: «Was ist Wahrheit?» Manchmal geht es um die «Gretchenfrage», die Gretchen an Faust stellt: «Wie hältst du's mit der Religion?» Aber auch Fragen, die Christus an Menschen stellt, an Kranke zum Beispiel, offenbaren hinter der Verblüffung, für die sie zunächst sorgen, entscheidende Lebens-Fragen. Er fragte einen Blinden: «Was willst du, das ich für dich tun soll?» Oder den 38 Jahre lang Kranken: «Willst du gesund werden?» Wie nehmen sich diese Fragen, ernsthaft an sich selbst gestellt, aus? Wie ist es, lange mit einer Frage zu leben und zu sehen, was sich dadurch im Leben verändert?

Eine Frage gehört wohl auch noch in diesen Zusammenhang: die «Parzival-Frage». Parzival ist wie Faust ein Repräsentant des modernen Menschen. Seine Erziehung ist zuerst ganz unkonventionell. Dann kommt er aber doch in die höfische Welt und lernt Zucht und Sitte, nach der man dieses darf und jenes nicht, in der jede Situation durch die Beurteilung festgelegt wird. So kann er auf der Gralsburg nicht fragen, wo doch einzig die Frage geholfen hätte. Er kann nur zusehen und geschehen lassen.

Es ist die Frage, ob gerade die «Parzival-Frage» nicht diejenige ist, die heute unlösbar scheinende Konflikte lösen kann. «Oheim, was fehlt dir?» Dem nachzugehen hellt manches Rätsel auf. Was fehlt einer Frau, die sich von ihrem Mann alleingelassen fühlt? Was fehlt diesem Mann? Was fehlt einem Jugendlichen, der sich gewalttätigen Freunden anschließt? Was fehlt der bösen Nachbarin? Was fehlt mir selber, wenn ich in Verzweiflung oder in einer Blockade bin?

Auch der geistigen Welt gegenüber ist heute die Fragehaltung, die Fragestimmung angemessen. Rudolf Steiner beschreibt das im Zusammenhang mit der Parzival-Gestalt: «Versuchen Sie sich durch Meditation so recht klar zu werden, welcher Unterschied besteht zwischen dem Entgegenhalten von Urteilen und dem Entgegenhalten von Fragen gegenüber den geistigen Gebieten des Lebens. Das muß man innerlich erfahren, daß ein radikaler Unterschied zwischen den beiden besteht ... Fragen lernen wir nur, wenn wir jenes Gleichmaß der Seele in uns auszubilden vermögen, das sich Ehrfurcht und Ehrerbietung bewahren kann vor den heiligen Gebieten des Lebens, wenn wir imstande sind, in unserer Seele so etwas zu haben, das immer den Drang hat, sich auch durch das eigene Urteil nicht zu engagieren gegenüber dem, was aus den heiligen Gebieten des Lebens an uns herandringen soll. Fragen lernen wir nur, wenn wir uns versetzen können in eine erwartungsvolle Stimmung, so daß durch dieses oder jenes Ereignis sich uns dieses oder jenes im Leben offenbaren mag, wenn wir warten können, wenn wir eine gewisse Scheu tragen, das eigene Urteil anzuwenden gegenüber dem gerade, was mit Heiligkeit aus den heiligen Gebieten des Daseins herausströmen soll, wenn wir nicht urteilen, sondern fragen, und nicht nur etwa Menschen fragen, die uns etwas sagen können, sondern vor allem die geistige Welt fragen, der wir nicht unser Urteilen entgegenhalten, sondern unsere Frage, unsere Frage schon in der Stimmung, in der Gesinnung.»[18]

Oder noch konkreter von Rudolf Steiner ausgedrückt: «Denn die Zeit wird kommen mit dem kommenden Christus, mit dem daseienden Christus, wo die Menschen lernen werden, nicht nur für ihre Seelen, sondern für das, was sie begründen wollen durch ihr unsterbliches Teil hier auf Erden, den Christus zu befragen. Der Christus ist nicht nur ein Menschen-Herrscher, er ist ein Menschen-Bruder, der befragt werden will, besonders in den kommenden Zeiten befragt werden will für alle Einzelheiten des Lebens.»[19]

Durch unsere eigene geistige Arbeit werden wir uns seine Sprache erschließen können, seine Antworten verstehen.

Zusammenfassende Thesen

Die traditionellen Lebensformen fallen auseinander, und es geht um eine grundsätzlich neue Qualität des Miteinanderlebens. Das gestaltet sich nach dem Schicksal der daran Beteiligten: Es gilt hinzuhorchen, abzutasten, was die Betreffenden schicksalsmäßig füreinander bedeuten, und daraus entwickelt man die Form der Gemeinschaft.

Die Menschen suchen in den Beziehungen wirkliche Begegnung und nicht nur Sicherheit, Status, Versorgung oder ähnliches. Das Begegnen bezieht sich nicht nur auf den anderen, sondern auch auf sich selbst. Man will sich in der Auseinandersetzung mit dem anderen selbst finden und das eigene Ich herausschälen.

Das gilt auch für Ehe und Familie, die weiterbestehen. Auch sie müssen von innen neu gegriffen, gestaltet, ständig bewegt werden, und zwar den Menschen gemäß, die sich in ihnen zusammengefunden haben.

Es entstehen neue, individuell entwickelte Lebensgemeinschaften – Wahlverwandtschaften. Sie begründen sich auf gemeinsamen Ideen, Idealen, Absprachen der daran Beteiligten.

Zum Gelingen dieser Lebensformen ist Voraussetzung, daß Beziehungsfähigkeit geübt und gepflegt wird. Das gilt für die soziale Gemeinschaft, aber auch jeder einzelne braucht für sich eine innere Autonomie, um in Freiheit daran mitgestalten zu können.

Wenn Menschen ihre derzeitige Lebensform nicht als freiwillig erwählt betrachten, geht es aktuell darum, diese jetzige Situation aktiv aufzugreifen und zu gestalten. Langfristig stellt sich die Frage, aus welchen Schicksalsgründen diese Situation zu einem gehört, was das eigene «höhere Ich» sozusagen damit gewollt hat und welche biographische Herausforderung dahintersteht.

Die Menschen suchen, bewußt oder unbewußt, die geistige Welt. Irdisches, Materielles besteht aus festen, gefügten Formen; Geistigem kann man sich nur nähern in Prozessen und Wandlungen, die sich auf Ideale ausrichten. Von daher ist es konsequent, daß sich «Formen» auflösen, denn nur in der Bewegung findet man den Geist. Dieses Auflösen im Irdischen löst Ängste, Einsamkeiten, Orientierungslosigkeit aus. Das sind Phänomene der heutigen Zeit, mit denen wir uns auseinanderzusetzen haben. Wir erleben sie auch in unseren Beziehungen und auf der «Bühne unserer Lebensform». Die eigentlichen Ursachen liegen aber tiefer.

Wer aktiv und bewußt nach dem Geistigen sucht, kann erfahren, daß die Freude, die Lebendigkeit, das Gefühl von Zuversicht und Eingebundensein aus dieser Quelle kommen. Dann erfühlt man die eigenen Schicksalszugehörigkeiten, kann sich mit den äußeren Gegebenheiten, z.B. der Lebensform, indentifizieren und sie mit Lebendigkeit erfüllen. Diese selbst errungene Sicherheit, die sich auf eine Beziehung mit der geistigen Welt gründet, ist der Boden, die innere Heimat und Zugehörigkeit des Menschen.

Michaela Glöckler

Erfüllung und Einsamkeit in der menschlichen Beziehung

Wenn wir in das Beziehungsnetz schauen, das jeder um sich herum und auch in sich hat, können wir auf den ersten Blick sagen, daß es vielfältig ist.[20]

Viele Beziehungen tragen wir in der Erinnerung: Kinder- und Jugendfreundschaften, auch zerbrochene Beziehungen, durch den Tod abgebrochene Beziehungen, von denen wir deutlich spüren, daß es keine endgültige Trennung ist, sondern eine Unterbrechung. Weiterhin leben wir mit vielen gegenwärtigen Beziehungen. Und wir tragen auch viele Hoffnungen auf neue, zukünftige Beziehungen in uns, auf die wir immer noch warten und von denen wir meinen – und das ist typisch menschlich –, daß durch sie vieles wieder neu werden oder gutgemacht werden kann.

Auf den zweiten Blick fällt auf, daß diese Beziehungen in einem juristischen Sinne nicht gerecht sind. Es gibt Menschen, die stehen ganz hervorragend im Leben, sind körperlich gut gebaut, geistig leistungsfähig, seelisch angenehm im Umgang, haben aber im persönlichen Beziehungsbereich Schwierigkeiten und erleben keine Erfüllung. Wenn man eine solche Situation von außen anschaut, kann man sie kaum verstehen, vielleicht denkt man sogar, daß man selber mit dem Betreffenden gerne zusammenleben würde. Aber diejenigen, mit denen er zusammenlebt, wirken so auf ihn und er auch auf sie, daß es zu Komplikationen und Schwierigkeiten führt. Umgekehrt kennen wir auch Beziehungen, bei denen wir uns wundern, daß sie nicht auseinandergehen. Da ist einer – oder auch eine – so geartet, daß man sich innerlich manchmal denkt: «Der hätte doch was Besseres verdient.»

Manchmal erlebt man auch – etwa auf Beerdigungen, wenn Reden gehalten werden und dadurch ein ganzes Schicksalsnetz sichtbar wird –, daß man mit Begriffen wie «Gerechtigkeit» oder Überlegungen, was der Betreffende «verdient» hätte, nichts Wesentliches erfassen kann. Eine gelungene Beziehung ist nach meiner Erfahrung auch nie eine Belohnung für gutes Benehmen – im Gegenteil: Man entdeckt die Qualität einer Beziehung oft gerade dann, wenn sich einer völlig daneben benimmt und der andere trotzdem bei ihm bleibt. Solange alles gut läuft, hat man keine Gelegenheit, die Tiefen und den Boden einer Beziehung wirklich auszuloten. Das klingt fast paradox, aber es ist so.

Von daher merken wir, wenn wir diesen so unendlich menschlichen, verletzlichen und auch wiederum so starken Boden der menschlichen Beziehung betreten, daß wir in ganz individuelle Schicksale hineinschauen. Die Frage der «Gerechtigkeit» und «Ungerechtigkeit» in diesem Bereich unterliegt ganz anderen Dimensionen, die ich weiter unten noch erläutern werde. Wenn wir uns aber der Einmaligkeit, wie sie Beziehungen innewohnt, verstehend annähern wollen, brauchen wir eine innere Haltung, nämlich die, nicht zu vergleichen.

Man weiß aus der Lebensberatung und den therapeutischen Interventionen in Konfliktfällen, daß es zu den Grundbedingungen gehört, mit dem Vergleichen aufzuhören, wenn man in einem Beziehungschaos wieder Ordnung schaffen möchte. Das bezieht sich einerseits auf Idealvorstellungen, wie man selbst oder der andere zu sein hätte, und andererseits auf die Beziehungen: «Schau dir doch mal den an, da läuft es doch auch.» Statt zu messen und zu vergleichen, sollte man beginnen, mit Interesse wahrzunehmen, wen man an seiner Seite oder in seinem Umfeld vor sich hat. Kennt man ihn überhaupt?

Wenn wir mit kleinen Kindern umgehen, wissen wir genau, daß sie es nie persönlich meinen, wenn sie provozieren. Quengeleien, irgendwelche Worte, die im Zorn hervorgestoßen werden, sind ein Symptom dafür, daß dem Kind etwas fehlt, daß es müde oder hungrig ist oder sich in anderer Hinsicht nicht wohlfühlt. Als Eltern oder Pädagogen haben wir immer spontan die Gesinnung: Ein quengelndes Kind braucht meine Liebe, Beachtung und Phantasie, daß ich herausfinde, was mit ihm los ist. Diese Phantasie verläßt uns in der Regel, wenn wir «große Kinder» geworden sind und dann meinen, es müsse alles perfekt laufen. Wir sind aber große Kinder, und auf der Erde ist nur die Technik perfekt, aber mit Sicherheit nicht der Mensch. Auch wenn wir immer mehr feststellen, daß die Technik ebenfalls nicht perfekt ist, erwarten wir es trotzdem von ihr, und mit Recht, denn sie hat nur Sinn, wenn sie funktioniert, sonst brauchen wir sie nicht. Aber der Mensch hat auch Sinn, wenn er nicht funktioniert, und gerade dann braucht er den anderen.

Ideale der Beziehung

Insofern ist die Frage, wie man mit Beziehungen umgeht, das ganz zentrale Thema in diesem Jahrhundert des Individualismus, der Einsamkeit, der Beziehungstragödien, der Beziehungssuche, aber auch des Beziehungsglücks – denn es gibt nichts Schöneres, als wenn zwei selbständige Menschen Freude daran haben, die Grundfähigkeiten des Miteinanderumgehens zu üben. Das, was man vielleicht Liebe nennen kann, ist ein Bemühen um Ehrlichkeit, gegenseitiges Interesse, das Teilen von Freude und Leid und vor allem, daß man sich im Handlungsbereich gegenseitig Freiheit gibt. Dieses Ideal finden wir in der Menschheitsgeschichte zum erstenmal im Neuen Testament formuliert. Bei Platon war Freiheit nur ein politischer Begriff und hatte noch keine individuelle Dimension: Er empfand die Anwesenheit von Sklaven im sozialen Leben noch als normal. Das empfinden wir heute anders. Freiheit ist für uns eine individuelle Wertschätzung und nicht nur eine politische Angelegenheit. Im Neuen Testament wird davon gesprochen, daß einer wirklichen Erkenntnis der Wahrheit die Freiheit folgt: «Ihr werdet die Wahrheit erkennen, und die Wahrheit wird euch frei machen.»

Wir wissen alle, wie verheerend es unter den Menschen zugeht, wenn zwischen Wahrheit und Freiheit die zentrale Tugend der Liebe nicht geübt wird. Wie verletzend können lieblose Wahrheiten sein – wenn einer dem anderen «die Wahrheit um die Ohren haut» – oder lieblose Freiheit: «Mach doch, was du willst.» Man spürt ganz genau, daß ohne Liebe Wahrheit und Freiheit nicht menschenwürdig erscheinen. Aber auch umgekehrt: Liebe ohne Ehrlichkeit verdient ihren Namen nicht, und ohne Freiheit ist sie der Alptraum eines «goldenen Käfigs». Man kann bei diesen drei Worten deutlich empfinden, daß es sich um Ideale der menschlichen Entwicklung handelt. Die Sehnsucht danach kann einen ungeheuer beflügeln, aber andererseits entstehen viele unserer Probleme, wenn Liebe, Freiheit und Wahrheit in einer menschlichen Beziehung fehlen, und wir reagieren verzweifelt und empfindlich, wenn der andere sie uns nicht entgegenbringt.

Wenn wir uns im Bereich unserer Beziehungen selbst verstehen und weiterentwickeln wollen, ist es sinnvoll, sich selbst mit dem Abstand zu betrachten, als ob man einem Fremden gegenüberstände. Dann fällt uns plötzlich vieles ein, denn einem Fremden würden wir beispielsweise angesichts des oben genannten Ideals sagen: «Das ist doch ein sehr hohes Ideal, man kann doch gar nicht erwarten, daß das in der Realität gleich so klappt. Kannst du das denn selber verwirklichen?» Vielleicht würde man erwidern: «Ich kann es jedenfalls besser als mein Partner.» Aber woher nimmt man das Recht, den Partner mit sich selbst zu vergleichen?

Wenn man die eigenen Probleme so anschaut, als wären sie die eines guten Freundes, merkt man, daß in einem nicht nur derjenige steckt, der die Probleme hat, sondern auch derjenige, der sie löst. Wer eine äußere Beratung – oder Lebenshilfe – aufsucht, erwartet eigentlich auch keinen fertigen Rat, denn es sind schlechte Berater, die anderen Handlungsanweisungen mitteilen. Ein guter Berater hilft vielmehr, daß man selbst findet, was für einen richtig ist. Er wird nur seine Erfahrungen, sein Hintergrundswissen, seine Methodik zur Verfügung stellen. Er wird fragen, ordnen, suchen, spiegeln, damit im anderen der innere «Selbstberater» wach wird, der dann den erlösenden Einfall, das richtige Wort, eventuell sogar die Idee für die passende Handlung findet.

Diesen inneren Berater entdeckt man, wenn man eine der grundlegendsten Anregungen befolgt, die Rudolf Steiner in seinem Schulungsbuch *Wie erlangt man Erkenntnisse der höheren Welten?*[21] gegeben hat: jeden Abend mindestens fünf Minuten auf den Tag zurückzuschauen. Am besten stellt man sich vor, man stehe auf einem Berg und betrachte von oben, was alles am Tag gewesen ist. Dabei empfiehlt Steiner, sich den

Ablauf des Tages rückwärts vorzustellen – vom Abend bis zum Morgen. Auch dadurch wird die Fremdheit und Distanz erhöht. Wenn man speziell Fragen an das Beziehungsleben hat, kann man anschauen, welche Menschen man äußerlich getroffen hat und wie man innerlich in diesem Beziehungsgefüge stand. War mein Innenleben mit meinem Außenleben im Einklang? Man wird dann oft bemerken, daß man mit den eigenen Gedanken und Gefühlen im Umgang mit anderen Menschen viel weniger sorgfältig ist als in den realen Handlungen. Vielleicht grüßt man jemanden freundlich, plaudert und trinkt sogar noch eine Tasse Kaffee mit ihm, und in einem anderen Zusammenhang, vielleicht im engen Freundeskreis, schimpft man dann hemmungslos über eben diesen Menschen. Man würde ganz anders über ihn sprechen, wenn er anwesend wäre. In dieser täglichen Rückschau kann man ein solches Auseinanderklaffen bemerken.

Es gibt eine geistige Welt, und die beginnt genau da, wo die Sinneswelt aufhört und das Denken und Fühlen anfängt, denn das können wir nicht sehen, schmecken, tasten, riechen, wiegen usw. Dennoch erleben wir – und hier beginnt die geistige Wirkung –, daß auch Gedanken und Gefühle leicht, hell oder von unendlicher Schwere, Tiefe, Unergründlichkeit sind, je nachdem, worum es sich handelt und worauf sie sich beziehen. Schon der ganz junge Schiller hat in seinem Drama *Die Räuber* den Hauptdarsteller von sich sagen lassen: «Ich selbst bin mein Himmel und meine Hölle.» Und wenn wir in uns selbst hineinschauen, merken wir, wie die unsichtbaren Welten von Himmel und Hölle, die wir uns so gerne vom Leib halten, doch in uns leben und wir ständig mit ihnen umgehen. Wir geben zu, daß das Schönste und Wesentlichste an Beziehungen gerade dieses Unsichtbare ist: wie wir voneinander denken und fühlen. Und wir können spüren, wie wir mit den Gedanken und Gefühlen von geliebten Menschen mitschwingen.

Ganz elementar kann man den Anfang der geistigen Welt in sich erleben, wenn man sich überprüft, wie man in Gedanken und Gefühlen mit den Menschen, die man kennt, umgegangen ist. Bemüht man sich in dieser Hinsicht um Selbsterziehung, kann man verstehen, warum es im Neuen Testament heißt: «Wenn du an den Altar gehst und dort dein Opfer verrichten möchtest und du hast noch irgendeine nicht geordnete Beziehung, dann kehre bitte um und ordne sie. Erst danach bring dein Opfer zum Altar.» Das ist ein Bild für diese Situation. Wir haben uns längst daran gewöhnt, die ganze Ungeordnetheit in unseren Gedanken und Gefühlen als etwas Normales zu betrachten, und wir verstehen unter Beziehungspflege nur die äußere Gestaltung – daß nämlich die Fassade erhalten bleibt. Um das, was eine Beziehung kostbar macht, nämlich die Gedanken und Gefühle, kümmern wir uns viel weniger. Die Entschuldigungen liegen auf der Hand: Der Alltag, das Studium oder der Beruf sind zu fordernd, und man hat nicht die Zeit. Das ist alles verständlich, aber wenn man die Frage der Beziehungen verstehen will, muß man die spirituelle Dimension des Menschen mit einbeziehen. Dann ist es notwendig, die Gedanken und Gefühle des Menschen genauso ernst zu nehmen wie seine Handlungen. Unter Umständen läßt man beim nächsten Treffen den Blumenstrauß weg, den man zum Zeichen der Zuwendung dem anderen geben will, und macht statt dessen einen inneren Blumenstrauß: Man denkt lauter gute Dinge über den anderen Menschen. Natürlich ist beides zusammen, ein äußerer und ein innerer Blumenstrauß, immer besonders schön.

Beziehungen sind ein unermeßliches Forschungsfeld, und das Gebiet ist Schicksalsforschung. Jeder Mensch steht im Mittelpunkt seines ganz eigenen Schicksalsgeflechtes, seiner individuellen Beziehungen und ist auch wiederum für andere Menschen von großer Bedeutung. Wenn wir nur wüßten, wie groß unsere Macht über andere Menschen ist, je nachdem, wie wir die Beziehung zu ihnen leben! Verhaltensgenetiker und Vererbungsforscher haben längst herausgefunden, daß es neben den in den letzten Jahrzehnten diskutierten Faktoren, die den Charakter bestimmen, nämlich Vererbung und Milieueinflüssen, noch etwas Wichtiges gibt: Beziehung. Denn wären Vererbung und Milieu allein das Entscheidende, dann wären wir uns viel ähnlicher – anders, als der Titel des vielgelesenen Buches *Warum Geschwister so verschieden sind* dies zum Ausdruck bringt.[22] Wenn wir in einer einzigen Familie oder Wohngemeinschaft hören, wie mehrere Kinder über ihre Eltern oder Geschwister sprechen, hat man den Eindruck, daß sie verschiedene Eltern beschreiben. Auch bei älteren Erwachsenen, die beispielsweise über ihre Eltern erzählen, bezeichnet der eine den Vater als gütig und hilfsbereit, und der andere fühlte sich immer etwas drangsaliert und unverstanden.

Hier beginnt die scheinbare Ungerechtigkeit. Sie verwandelt sich aber in die tiefste Gerechtigkeit, wenn der einzelne Mensch ernst nimmt, was als individuelles Schicksal zu ihm gehört. Wer mir begegnet, was sich daraus ergibt, wie derjenige auf mich wirkt – das alles sind Aspekte *meines* Schicksals. Es gibt Ursachen für das individuelle Schicksal, die in diesem Leben ungerecht erscheinen, weil sie in diesem Leben nicht zu finden sind. Die juristische Gerechtigkeit muß sich auf die Fakten dieses Lebens beschränken, und das ist gut so, denn vor dem Gesetz muß es Gleichheit geben. Aber die Schicksalsbedingungen haben ihre Gerechtigkeit in einer anderen Sphäre, in der man nicht nur auf einen Tag, ein Jahr, auf Jahrzehnte oder eine Lebenszeit zurückblickt. Vielmehr muß man dabei mehrere Leben anschauen. Weil wir das noch nicht können, obwohl auf diesem Gebiet viel geforscht, experimentiert wird und manche Ahnungen auftauchen, ist es so schwer, im Bereich der Beziehungen, gerade mit ihren Einsamkeiten und Schwierigkeiten, eine konstruktive Haltung einzunehmen. Auf diesem Hintergrund kann man glückliche und erfüllte Beziehungen nicht mehr als Selbstverständlichkeit hinnehmen, sondern man weiß, daß es das Ergebnis von Arbeit ist, daß man sozusagen die Früchte von früheren Leben genießt. Das schließt aber nicht aus, daß man, obwohl die besten Voraussetzungen von früheren Inkarnationen vorhanden sind, die schönsten Beziehungen durch Nachlässigkeit und Unaufmerksamkeit wieder zerstören kann. Man muß sich auch bei guten Beziehungen Mühe geben.

Vertieft man sich in das Thema «Einsamkeit und Erfüllung in Beziehungen», eröffnet sich ein großes Netz von Gesichtspunkten und Gedanken. Ein erster Versuch, in das Gebiet der Beziehungen Ordnung zu bringen, könnte sein, daß man drei Gruppen anschaut: Beziehungen, die schon vorhanden sind, weiterhin solche, die im Werden sind, und schließlich diejenigen, die man zukünftig erwartet.

Wer sich auf die gegebenen Beziehungen besinnt, macht die Entdeckung, daß sie angenehm neutral oder auch gräßlich sind. Sie können uns auch kalt lassen, oder wir erleben sie als unpersönlich. Meistens erinnern wir aber entweder erfreuliche oder quälende Beziehungen. Es gibt sogar Bücher, wie das von Alice Miller *Das Drama des begabten Kindes*,[23] die das ganze emotionale Befinden im späteren Leben auf die Art der Beziehungen in der Kindheit zurückführen. Darin liegt sehr viel Richtiges; andererseits kann man es auch hinterfragen, denn wir können die erstaunliche Entdeckung machen, daß wir gerade den schwierigen und problematischen Beziehungen, bei denen wir vieles zu verkraften hatten, sehr viel an Wahrheitsempfinden, an Sensibilität für bestimmte Themen, an Lebenserfahrung und an Bewußtheit verdanken. Wenn man auf weiter zurückliegende Ereignisse blickt, fällt es relativ leicht anzuschauen, was man seinen «positiven» und «negativen» Beziehungen zu verdanken hat. Es tauchen die vergangenen Bilder auf, und manchmal kommen noch Gefühle von Zorn, Verzweiflung oder Trauer hoch. Fragt man sich aber, was durch diese früheren Begegnungen entstanden ist, stößt man nicht nur auf negative Folgen. Man entdeckt, insbesondere wenn man an der Bewältigung der negativen Ereignisse gearbeitet hat, auch sehr viel Positives. Es läßt sich mit der Formel zusammenfassen: Das, was schmerzhaft war, hat mich aufgeweckt für die Probleme dieser Welt und anderer Menschen. Ich kenne z.B. manchen, der sich aufgrund problematischer Kindheits- und Jugenderlebnisse entschlossen hat, Arzt, Psychologe, Therapeut oder Lehrer zu werden. Eine solche Kindheit hat dann das Berufsschicksal bestimmt.

Andererseits kann aus Kindheitserlebnissen eine lebenslange Unzufriedenheit, das Gefühl von Benachteiligung, Beziehungsunfähigkeit oder Ähnliches entstehen. Aber auch dann kann man nicht sagen, daß das nur negativ sei. Wer beispielsweise unfähig ist, in einer Beziehung Nähe wirklich zuzulassen, kann dieses Lebensthema auch mit Abstand anschauen und sich die Frage stellen: Warum möchte ich es denn anders haben? Wie hätte es meine Schicksalsführung denn bewerkstelligen sollen, daß ich mein ganzes Leben allein bin, wenn nicht durch solch eine «Behinderung»? Die Realität ist so, und man könnte einmal gerade darin einen Sinn suchen, daß der eine Mensch in einer Beziehung lebt und der andere vorwiegend allein ist. Vielleicht ist es angesagt, sich von dem Vorurteil zu befreien, daß es genau anders herum sein müßte:

Der Single würde lieber in einer Beziehung leben, und der Verheiratete wäre lieber allein, weil man gewöhnlich da, wo man nicht ist, das größte Glück vermutet. Wer ein wenig das heutige Leben kennt, glaubt nicht mehr, daß das Alleinleben problematisch ist und nur in einer Beziehung das Paradies zu finden ist. Selbst Partnerschaften, die nach außen hin erfüllt erscheinen, können in Wirklichkeit im Sinne von Unfreiheit und seelischer Vernachlässigung die Hölle sein.

Wer beginnt, sein Schicksal und sein Beziehungsnetz in seiner Einzigartigkeit, in seiner kunstvollen Einmaligkeit zu erleben, steht vor der Frage: Was bewirkt bei mir die Tatsache, daß ich lerne, allein zu leben und auf eigenen Füßen zu stehen? Was heißt es für mich, daß ich lernen muß, mit sehr vielen Menschen in eine Beziehung zu treten, immer wieder und auf immer wieder neue Weise? Was bedeutet es für mich, daß ich mich nie in einer Beziehung verlieren konnte oder darin eingeengt war? Man fängt an, die positiven Gesichtspunkte dieser Tatsache zu erleben. Es ist wie bei einem Säugling, der, falls er diesen gesunden Wechsel erleben und üben darf, sich selbst überlassen bleibt, spielend, schlafend, und dann wieder die Nähe und Geborgenheit erlebt. Es ist im menschlichen Leben von Anfang an so, daß in der Einsamkeit das Selbstbewußtsein stärker wird und daß man in einer Beziehung immer in der Gefahr ist, sich stärker hinzugeben, als man es vielleicht möchte. Schon eine so einfache Überlegung vermag einem deutlich zu machen, daß die Einsamkeit eine Botschaft hat und es eine Aufgabe darstellen kann, die Fähigkeit zum Einsamsein zu erringen.

Vor dem Hintergrund mehrerer Erdenleben ergeben sich noch andere Perspektiven.[24] So kann es sein, daß man in einem vorigen Leben sich um einer Gemeinschaft willen zu sehr vernachlässigt und aufgegeben hat, daß man dann im Vorgeburtlichen des nächsten Erdenlebens die Schicksalsvernetzungen so veranlagt und mit den Beziehungspartnern gleichsam «verabredet», sich nicht zu nahezukommen. Wenn man ein solches Bild nicht annehmen möchte, kann man sich dennoch sagen: Anscheinend habe ich es in diesem Leben, aufgrund meiner Eigenarten oder anderem, so eingerichtet, daß ich immer wieder allein dastehe. Und wer sagt denn, daß das etwas Minderwertiges ist? Ist das vielleicht nur ein Vorurteil? Es ist wie eine Befreiung: In dem Moment, in dem ich das bejahe und die positiven Aspekte sehe, stehe ich nicht nur äußerlich auf eigenen Füßen, sondern erlebe mich auch innerlich viel sicherer.

Gerade dort, wo man in erfüllten und befriedigenden menschlichen Beziehungen lebt, gibt es außerdem Augenblicke, in denen man sich so einsam fühlt, wie man sich als alleinlebender Mensch nie fühlen kann. Wenn man die Erfülltheit der Beziehung erwartet, dies aber ausbleibt und die Erwartung enttäuscht wird, kann das Alleingelassensein viel schmerzlicher erlebt werden als in der sogenannten Einsamkeit. Dort hat man meist ein weites Beziehungsnetz, in dem man sich nirgends mit Erwartungen zu stark angebunden hat.

Ohne daß der Mensch durch Zustände der Einsamkeit gegangen ist, kann er weder ein wirklich autonomes und gesundes Selbstbewußtsein aufbauen noch ein tatsächlich befriedigendes Leben mit einem anderen eingehen. Beziehungen werden so lange geprüft – indem immer wieder der eine oder der andere durch solche Tiefen geht –, bis man auch innerhalb der Beziehung lernt, auf wirklich eigenen Füßen zu stehen. Denn wenn Beziehungen so symbiotisch sind, daß die Freiheit dauerhaft eingeschränkt ist und keiner sich autonom entwickeln kann, muß es früher oder später zum Krach kommen, oder es bedarf einer ganzen, weiteren Inkarnation, um wirklich selbständig zu werden. Und dem kann man ja vorbeugen und es in diesem Leben freiwillig üben.[25]

Beim Rückblick auf das eigene Leben kann man immer erleben, wie einem positive Beziehungen Kraft gegeben haben. Während die problematischen Beziehungen zwar aufwecken, aber kräftezehrend sind, ist dies bei den glücklichen Beziehungen umgekehrt. Steiner hat einmal die Ehe als ein «Zentrum für die Ichkraft» bezeichnet, aber auch eine Freundschaft und jede andere geglückte Beziehung haben etwas Aufbauendes, Kräftigendes. Entsprechend kostet eine Trennung viel Kraft. Sie tut weh, man wacht auf, wird zum Nachdenken angeregt, sucht Beratung; manche Menschen beziehen einen großen Schicksalskreis in ihre persönlichen Fragen mit ein – manchmal so lange, bis es keiner mehr aushält. Man führt viele Gespräche, bis man am Ende merkt, daß man die Problematik doch selbst lösen muß.

Zusammenfassend kann man eine klare Orientierung geben: Schmerz weckt, eine freudige Verbindung stärkt, und keines von beidem ist ein Verhängnis, sondern wir können es entscheidend beeinflussen. Je schneller wir einen Schmerz benutzen, um etwas daraus zu lernen, um so schneller können wir ihn beruhigen. Anstatt lebenslang Bitternis und Reue anzuhäufen, kann man von der Begebenheit lernen. Und wenn ich in diesem Leben nichts wenden kann, gebe ich es wirklich in die Hand des Schicksals und ändere es im nächsten Leben. Wenn man schuldig geworden ist oder versagt hat, kann man sich intensiv vor Augen stellen, wie man es gerne besser gemacht hätte, und nimmt sich dann vor: «Das nächste Mal gehe ich anders damit um.» Dann findet man innerlich Ruhe. Durch diese Ruhe und Erfahrung hat man die Möglichkeit, mit viel mehr Reife, Offenheit, aber auch Bescheidenheit wieder neu im Leben zu stehen.

Das, was in Beziehungen aufbauend wirkt, kann durch uns noch verstärkt werden durch das, wofür es das schöne Wort «Dankbarkeit» gibt. Wieviel Kraft rauben wir uns, weil wir nicht merken, wofür wir dankbar sein können! Wenn wir abends eine Tagesrückschau machen, ist es uns möglich festzustellen, wofür wir dankbar sein können, beispielsweise wovor wir behütet waren, was gerade nicht passiert ist. Und das gibt Kraft! Dankbarkeit ist ein äußerst gesundes Gefühl, sie stärkt und schafft die Atmosphäre, in der menschliche Beziehungen am besten gedeihen. Selbst wenn man schmerzhafte, «negative» Begegnungen hatte und rückblikkend darauf schaut, was man durch sie gewonnen hat, kann man doch letztlich auch dafür dankbar sein.

Ich bin fest davon überzeugt, daß man es in der heutigen Zeit – in der die Beziehungen immer komplizierter und schmerzhafter werden und dadurch das Selbstbewußtsein auch immer mehr erwacht und jeder seine individuellen Bedürfnisse immer deutlicher und lauter artikuliert – ohne ein gewisses Maß an innerer Schulung nicht aushält. Schon die alten Weisen aus dem chinesischen und indischen Kulturkreis haben gewußt, daß es zwei Möglichkeiten des Lernens gibt: durch Leid und Erfahrung oder durch innere Aktivität und Vorausschau. Wenn man beides miteinander verbindet, beginnt man, aus seinen täglichen Erfahrungen zu lernen, und läßt davon auch nicht mehr ab, weil dann Erkenntnis mit innerer Stärkung zusammenfließt, und es kann die Stimmung der Dankbarkeit entstehen. Dankbarkeit ist die Brücke in jeder Beziehung, so wie Undankbarkeit sie zerstören kann.

Und so können wir aus diesem Rückblick eine wichtige Lehre für die Gegenwart mitnehmen, nämlich wie wir unsere aktuellen, jetzigen Beziehungen gestalten. Wir müssen uns fragen: Was stärkt und erfüllt eine Beziehung, und was schwächt sie? Wenn wir auf das Stärkende schauen, merken wir, daß es ganz einfache Dinge sind, die eine Beziehung in einer erfreulichen, menschlichen und lebbaren Form halten. Ich möchte es so zusammenfassen: daß man sich noch füreinander interessiert, daß man weiß – oder es zumindest sucht –, was am anderen anerkennenswert ist, und daß man sich immer wieder entschließt, dem anderen zu vertrauen. Davon leben menschliche Beziehungen. Sie sind um so tiefer und erfüllter, je mehr man spürt, daß sich der andere interessiert, daß er einen so nimmt, wie man ist, die Stärken anerkennt und die Schwächen mitträgt, und je mehr man darauf vertraut, daß der andere in diesem Sinne an der Beziehung weiterbauen möchte.

Was ist es außerdem, was in einer Beziehung verbindet? Es sind gemeinsame Aufgaben, gemeinsame Ideale, Arbeitsvorhaben, und je schöner die gemeinsamen Aufgaben und Ideen sind, um so beglückender und erfüllter ist die Beziehung. Eine Beziehung wird um so leerer und ärmer, je mehr sie Selbstzweck ist. Wenn sie beispielsweise so verläuft, daß man gemeinsam ein Haus gebaut hat, es eingerichtet hat, das Auto in der Garage steht und man nun aber nicht mehr weiß, wofür man sonst noch zusammen ist, wird die Partnerschaft leer und führt zur inneren Vereinsamung. Was geschieht dann? Man projiziert seine eigenen Identitätswünsche, die eigenen Minderwertigkeitskomplexe, das eigene labile Selbstbewußtsein auf den anderen. Man erwartet nun vom anderen die Erfüllung, will, daß er das eigene unerfüllte Ich, das man zu wenig fühlt, schätzt und anerkennt. Schließlich ist man enttäuscht, wenn «der dann so ist», wie man über sich selbst denkt. Denn man erwartet – natürlich unbewußt – vom anderen, daß er einem das gibt, was man selbst nicht hat! Weil man sich selbst nicht liebt, muß einen der andere lieben, weil man sich selbst nicht achtet, muß einen der andere auf Händen tragen, weil man sich selbst zu wenig ernst nimmt, muß der andere einem mit größtem Respekt gegenübertreten. Es ließe sich einwenden, daß das in gewissem Maße immer der Fall ist und auch seine Berechtigung hat. Die schmerzliche Seite ist aber sofort auch dabei, denn der andere spiegelt immer die eigenen, verdrängten Seiten. Goethe hat einmal von sich bekannt, er habe alle menschlichen Schwächen bei sich entdeckt, nur nicht den Neid. Aber ich frage mich: Wen hätte Goethe auch beneiden können?

Wir brauchen viele Beziehungen, weil wir von jedem Menschen etwas lernen können. Jede Beziehung spiegelt ein Stück von uns selbst. Wenn man das entdeckt hat, wird das Leben zur Bühne, und man kann bei den verschiedenen Akteuren sehen, daß sie mit den verschiedenen Bestrebungen, Gedanken, Gefühlen der eigenen Seele zusammenhängen. Auch sind unsere Reaktionen auf alle Menschen verschieden. Man kennt das aus seinem eigenen Leben: Es gibt Menschen, in deren Gegenwart man besser wird, als man eigentlich ist, und man wundert sich, was man auf einmal alles kann. Bei anderen ist es so, daß man, wenn man nicht aufpaßt, schnell unter das eigene normale Niveau sinkt.

Man hat füreinander eine weckende Aufgabe. Wir «haben» nicht nur Beziehungen, sondern sind selbst «bezogen». Auch Einsamkeit ist eine «Beziehung»: Wir spüren, was uns fehlt. Wer zwanzig Jahre lang einsam war, in dieser Zeit viel gelernt hat und plötzlich «die» Begegnung hat, weiß genau, was er dieser Beziehung zu verdanken hat, und versteht auch, warum erst jetzt die Zeit dafür reif war. Vielleicht sagen sich die beiden dann: «Gott sei Dank habe ich dich erst jetzt getroffen. Vor zehn Jahren hätte ich dich noch nicht so lieb haben können.» Damals war die Dankbarkeit noch nicht so groß, der Leidensdruck noch nicht so stark, das Verständnis noch nicht so gewachsen; man hat zwanzig Jahre harte Arbeit gebraucht, um diesen Menschen in seinen Qualitäten jetzt wirklich schätzen und lieben zu können.

Liebe auf den ersten Blick gibt es nicht! Es kann ein Wiedererkennen auf den ersten Blick geben. Vielleicht hat man in mehreren früheren Inkarnationen mit einem Menschen gemeinsam an einer Beziehung so viel gearbeitet, daß sie in dem jetzigen Leben vom ersten Augenblick an trägt. Problemlos wird die Gemeinsamkeit dann zwar auch nicht sein, aber man ist den Aufgaben und Schwierigkeiten besser gewachsen. Man hat durch diese Beziehung den Rücken frei, sich in die Lebenserfordernisse nach allen Seiten hineinzustellen.

Rudolf Steiner hat die Beziehungsfrage in der Ehe einmal auf die Formel gebracht, daß man lernen muß, sich zur Verträglichkeit zu erziehen. Ohne ein gewisses Maß an Schulung – heute sagt man dazu «Selbstentwicklung» – ist das Beziehungsgefüge nicht befriedigend zu gestalten. Wenn wir gegenwärtig so viel Elend auf dem Gebiet der Beziehungen erleben, dann vermag der einzelne immerhin zu erkennen, daß er seine Entwicklung selbst in die Hand nehmen muß und nichts mehr «dem Lauf des Lebens» überlassen kann.

Man stößt dabei zunächst an die eigene Ohnmacht. Sie ist jedoch wie eine Geburtsstunde für ein bescheidenes, aber äußerst stabiles Selbstbewußtsein. Wenn man einmal so am Boden war, daß man weiß: «Tiefer geht es nicht!», ist man wirklich bei sich selber angekommen. Man fängt beim Nullpunkt an und weiß dann, daß jeder Schritt nach oben aus der eigenen Anstrengung kommt. In der esoterischen Literatur hat man das immer «die zweite Geburt» genannt, die aus dem Geist bzw. dem spirituellen Bewußtsein kommt. Und wenn wir uns ehrlich und im tiefsten Inneren prüfen, wollen wir genau das. Wir wollen selbständig werden und irgendwie und irgendwann alles selbst gemacht haben, wir wollen uns nicht als ein Ergebnis von Vererbung und Umwelt betrachten und auch nicht als ein Geschenk der Götter. Unsere Eigenständigkeit ist aber ohne diese zweite Geburt mit allen ihren Geburtswehen nicht möglich. Hölderlin hat es einmal mit diesen Worten ausgedrückt: «Wer auf sein Elend tritt, steht höher.» In dem Augenblick, wo man sich aktiv an den Anfang dieser inneren Geburt stellt, ob das durch die Einsamkeit oder die Krise einer Partnerschaft hervorgerufen wird, wächst der eigene Zugriff auf das weitere Lebensschicksal, verbunden mit einer inneren Stabilität. Es ist eine Notwendigkeit, diese Selbstverantwortung und dieses «Sich-selbst-Gebären» auf sich zu nehmen, will man heute mit dem Leben und den Gefühlen zurechtkommen.

Damit betrachten wir von einer anderen Seite wieder die Frage, wie Himmel und Hölle in den Menschen hereinragen. Denn wenn der Mensch nicht akzeptiert, daß er nicht nur ein inkarniertes physisches Wesen ist, sondern auch ein ewiges, unzerstörbares geistiges Wesen, können wir das, was uns trennt und miteinander verbindet und was letztlich immer im Spirituellen gründet, gar nicht erfassen.

Zum Schluß dieser Betrachtungen möchte ich an etwas erinnern, nämlich an die vollkommene Lebensverwirklichung, die die Tiere in ihrem Sozialverhalten und in ihren Beziehungen vorleben: das wunderbare Phänomen, daß ein Hund, eine Katze, ein Vogel, ein Käfer sich nicht artgemäßer, vollkommener sozial verhalten können, als sie es tun. Auch wenn die Hunde auf einem Hof noch so verschieden sind, sie benehmen sich so, wie man es von einem Hund erwartet. Man merkt, die Intelligenz arbeitet in diesen Tieren in der Weise, daß sie sich vollkommen äußern können und gar nicht wahrhaftiger zu sein vermögen.

Bei uns Menschen können wir erleben, daß alles, was die Natur in uns veranlagt hat, durch uns gesteigert werden kann; teilweise müssen wir es überhaupt erst richtig lernen.

Ärzte hätten viel weniger Arbeit, wenn die Menschen «von Natur aus» in der Lage wären, richtig zu schlafen, zu essen und sich menschengemäß fortzupflanzen. Man bedenke, welche Krankheiten dadurch entstehen, daß manche Menschen noch nicht gelernt haben, sich richtig zu ernähren oder zu schlafen. Nicht einmal diese ganz natürlichen Tätigkeiten funktionieren bei uns – geschweige denn die menschliche Kultur! Jeder sieht zwar ein, daß er hart arbeiten muß, wenn er ein großer Künstler werden will, aber auch die Natur ist uns nicht geschenkt. Alles müssen wir mit Bewußtsein durchdringen. Das heißt aber, unsere Intelligenz geht nicht in unserer Natur auf, wie das bei den Tieren der Fall ist. Wir erleben es täglich, daß vieles in unserem «artgemäßen» Verhalten ein Ideal ist, und dieses Ideal nennen wir Menschlichkeit. Nach diesem Ideal streben wir, und nach Millionen Jahren Menschheitsgeschichte haben wir es immer noch nicht erreicht. Aber wir haben viel gelernt. Das, was sich beim Tier naturhaft äußert – die ideale Verhaltensweise –, haben wir Menschen als geistige Konzeption. Jeder trägt in seinem Inneren ein Bild seiner eigenen Vollkommenheit. Jeder Tag bietet die Möglichkeit, an dessen Realisierung zu arbeiten. Wir tragen das Entwicklungspotential unserer eigenen Art auf gedanklich-geistige Weise in uns. Es ist nicht im Erbgut mitenthalten, sonst würde es von selbst wirken. Unser Erbgut veranlagt uns vielmehr dazu, diese Naturprozesse selbständig, durch Lernprozesse und geistige Betätigung, ein Stück voranzutreiben. Ohne daß wir diese Arbeit ernst nehmen und an unserer geistigen Konzeption arbeiten, für uns selbst und für Beziehungen eine Aufgabe hinstellen, ist Entwicklung und das Erreichen dieser Ziele nicht möglich. Alles Menschliche muß errungen werden.

Diese Betrachtung kann uns auf einen weiteren Aspekt führen: Sie macht uns darauf aufmerksam, daß ein Ideal das Wesentlichste und Menschlichste ist, was wir haben. Wir können darauf aufmerksam werden, was ein Gedanke ist. Ein Gedanke, ein Begriff oder das Ideal, das ich von einem anderen Menschen in mir trage, in Form von Gefühlen oder Erinnerungen, ist etwas, was zum anderen gehört und mit ihm in Beziehung steht. Haßerfüllte Gedanken schwächen den anderen auf der geistig-seelischen Ebene, liebeerfüllte Gedanken stärken ihn.

Man beginnt plötzlich zu merken: Wenn wir ein Ideal und die Entwicklungspotenz durch mehrere Erdenleben hindurch weitertragen, dann ist das eigentlich das wahre Wesen von uns; wir nähern uns ihm immer mehr an. Wir brauchen die weiteren Inkarnationen so lange, bis wir uns dieses Ideal erarbeitet haben. Ein solcher Gedanke macht wach dafür, daß sich in den Idealen ankündigt, was spätere Lebensrealität ist. Was bleibt noch übrig, wenn ein Mensch stirbt? Inzwischen haben wir viele Erfahrungen, die sogenannten Nahtodeserlebnisse von Menschen, die nach ihrer Reanimation wieder zurückkehren und begeistert erzählen, wie sie sich in ihrer Gedankenwelt leicht durch Mauern hindurchgehend erlebt haben. Als sie dann wieder in ihren Leib hineinmußten, dämpfte sich dieses Helle und Leuchtende ab, und die normalen blassen und schattenhaften Gedanken tauchten wieder auf. Menschen, die das erlebt haben, stimmen in einem Punkt völlig überein: Diese Erfahrung mit dem Geistigen hat ihr Leben grundlegend geändert. Auch von Drogenabhängigen gibt es Berichte, daß sie in Todesnähe geistige Begegnungen deutlich erleben konnten und ihnen dadurch klar wurde, daß ihre Aufgabe hier auf der Erde liegt. Danach gelang ihnen von einem auf den anderen Tag der Absprung von den Drogen. Eine Begegnung mit dem geistigen Urbild schafft eine innere Verpflichtung gegenüber der eigenen Lebensaufgabe, eine dauerhafte Beziehung zu sich selbst.

Heute können wir aus Freiheit solche Erlebnisse aufsuchen. Die anthroposophische Geisteswissenschaft verhilft dazu, daß man sich das ganz freiwillig auf dem Gedankenweg klarmachen kann und nicht warten muß auf ein Nahtodeserlebnis, auf die Drogenerfahrung oder auf eigenes Leid als Quelle spiritueller Erfahrung. Dies ist auch möglich durch Erkenntnis, durch aktive Einsicht, durch Nachdenken, so daß man auch in seinen Alltag, wenn man das konsequent durchgemacht hat, als ein veränderter, verantwortungsvollerer, bewußter Mensch wieder hineingeht.

Wenn man sich jeden Tag ein paar Minuten Zeit nimmt, um sich aus unserer materiellen Welt herauszuheben, und sich besinnt, was man aus alltäglichen Situationen lernen kann, und den Sinn und das Wesentliche sucht, kommt man immer mehr an den Punkt, wo sich die Schwierigkeiten in einer Beziehung auflösen. Hat man gelernt, was einem der Konfliktstoff nahebringen wollte, kann sich die Spannung wieder lösen. Man muß so lange in Schwierigkeiten bleiben, bis man sie ganz angenommen hat. Bernard Lievegoed beschreibt in seinem Buch *Durch das Nadelöhr* ein Gespräch mit seinem Vater, der Chefredakteur einer großen Tageszeitung war. «Ich erinnere mich, daß er eines Tages nach Hause kam und von einem Redakteur erzählte, mit dem er große Schwierigkeiten hatte, weil dieser in seiner Eigenschaft als lokaler Berichterstatter immer wieder Schnitzer machte, die emotionale Reaktionen unter den Lesern hervorriefen. Ich sagte damals zu meinem Vater: ‹Aber du bist doch der Chef! Wenn du solche Probleme mit ihm hast, warum entläßt du ihn dann nicht?› Da sagte er zu mir: ‹Hör gut zu! Solange ich mich noch über diesen Mann ärgere, kann ich ihn nicht entlassen, denn dann tue ich ihm Unrecht. Ich kann ihn erst entlassen, wenn ich mich nicht mehr über ihn ärgere.›» Dieser Ausspruch, so schreibt Lievegoed weiter, sei für den Rest seines Lebens die Grundlage seiner Personalarbeit geblieben.[26]

Erst wenn ich in vollem Frieden die Botschaft einer problematischen Situation auf mich wirken lassen kann und gelernt habe, was zu lernen ist, gewinne ich die Kraft, mich menschenwürdig zu trennen oder auch zu verbinden. Dann kann ich Phantasie entwickeln, wo der andere vielleicht besser aufgehoben ist, und vielleicht kann derjenige auch eher nachvollziehen, warum er gehen mußte. Da bei jedem das, was er als problematisch erlebt, oft individuell ist und ein anderer Mensch dasselbe anders findet, können wir uns gegenseitig trösten, stützen und auch schonen.

Letztlich ist es wohl entscheidend, daß Betrachtungen wie die vorliegenden dazu führen, Perspektiven zu gewinnen für Lebenserfahrungen, die uns das Leben sinnvoller, reicher, zukunftsorientierter und vor allem erfreulicher machen.

Einsamkeit heute – Not oder Fortschritt?

Christine Pflug und Michaela Glöckler im Gespräch

Christine Pflug: Das Thema «Alleinsein» tritt heute in den Mittelpunkt. In den Großstädten Deutschlands übersteigt derzeit die Zahl der Single-Haushalte die 50%-Grenze. Aber nicht nur als «Single» fühlt man sich allein, auch viele Menschen in Partnerschaften oder anderen sozialen Zusammenhängen erleben Einsamkeit. Worin kann man die Ursache für diese Phänomene sehen?

Michaela Glöckler: Grundsätzlich wird die Einsamkeit gesucht – aus welchen Gründen auch immer. Ich finde die Tatsache als solche bemerkenswert und sehe in der Zunahme der Single-Haushalte zunächst einmal einen Fortschritt. Bei den alten Germanen beispielsweise waren die Lebensformen noch absolut gemeinschaftlich: Großfamilie, Stammeszusammengehörigkeit, Sippenzusammengehörigkeit. Das Rechtsleben war auf die Sippenherrschaft ausgerichtet und auf das Hausrecht: Wer am häuslichen Herd war, egal ob Freund, Fremdling oder Feind, hatte das Hausrecht und den Schutz des Hauses. Wer dieses Hausrecht nicht besaß, war vogelfrei, und die anderen hatten das Recht, ihn zu töten. Die Gemeinschaftsformen waren so fest, daß der einzelne überhaupt keine Möglichkeit gehabt hätte, sich selbst zu organisieren oder sein Leben selbst in die Hand zu nehmen. Auch am Anfang des 20. Jahrhunderts waren Alleinerziehende oder Menschen ohne familiäre oder gesellschaftliche Einbindung noch Außenseiter, sie wurden diskriminiert, waren manchmal fast

Feinde. Es war problematisch und verrufen, mit einem solchen Menschen zu verkehren. Vor diesem Hintergrund ist es ein großer Gewinn, daß sich am Ende dieses Jahrhunderts das Alleinsein als Lebensform erstmals in der Weltgeschichte so durchgesetzt hat, daß man Alleinlebende nicht mehr diskriminiert und als Menschen zweiter Klasse behandelt. Diese Tatsache als solche sollte man in der Menschheitsgeschichte positiv bewerten. Es liegt darin ein Trend, sich aus Gruppen- und Familiengebundenheit, aus Religions- und Nationalzugehörigkeit zu befreien und auf eigene Füße zu stellen. Diese Art von Emanzipationsbestrebung ist etwas Zukünftiges, auf das der moderne Mensch nicht verzichten kann. Daß das auch Schattenseiten hat, steht auf einem anderen Blatt.

Dieses Suchen der Einsamkeit ist eine vielschichtige Angelegenheit: Einerseits steht man immer wieder mitten in ihr, andererseits erleben sie viele Menschen nicht als freiwillig erwählt. Vielleicht können manche im Rückblick sagen, was sie dadurch gelernt haben, aber in der Praxis kommt es seltener vor, daß sich jemand bewußt für Einsamkeit entscheidet, um etwas zu entwickeln. Wie entsteht es, daß die Menschen, bewußt oder unbewußt, in diese Situation kommen?

Ich meine, daß die Intentionen verschieden sind. Es gibt diejenigen, die die Einsamkeit unfreiwillig durchmachen, weil sie keinen Anschluß finden, sich in ihrer Familie nicht wohlfühlen, keine befriedigende Beziehung finden, und es ist dann eine Schicksalstatsache, daß sie allein sind. Es gibt aber auch solche Menschen, die das Alleinleben durchaus suchen. Ich habe in meiner Studentenzeit manche getroffen, die gerne eine Freundschaft wollten, aber keinesfalls eine feste Verbindung. Sie hatten sich bewußt dafür entschieden und gaben als Argumente an: Ich habe Sorge, daß die Beziehung bei mir gleich in zu enge bürgerliche Gleise mündet; ich möchte durch eine Zweierbeziehung nicht die Möglichkeit verlieren, mich frei anderen Menschen zuzuwenden, die mir wichtig sind, und mich auf sie ebenfalls intensiv einlassen zu können. Es war ein klares Empfinden dafür da, daß eine Verbindung nicht nur bereichert, Stabilität und Sicherheit gibt, sondern daß sie auch einengt, zeitlich auslastet und man nicht mehr so viele Möglichkeiten hat, sich in der Kultur, in verschiedenen Szenen, unter anderen Menschen zu bewegen, einmal abgesehen von spontanen Reisen und sonstigen Unternehmungen.

Diese Lebensform kenne ich von Studenten, aber auch von jungen Berufstätigen, zum Beipiel von Krankenschwestern. Sie verbringen dann ihre freien Tage mit Freunden, Freundinnen, wechselnden Partnern. Man kann dazu natürlich sagen, das sei ein jugendlicher Lebensstil. Bei den Singles, die sich mit dreißig oder vierzig Jahren von einem Partner getrennt haben, gibt es ebenfalls die beiden Gruppen: Die einen leiden daran, daß die Ehe gescheitert ist, für die anderen ist es wie eine Befreiung, und sie erleben vielleicht mit vierzig oder fünfzig erstmals ihre Jugend, so paradox es auch klingen mag. Sie genießen es, endlich zu sich selbst zu kommen, ihr Leben selbst zu gestalten, viele Menschen kennenzulernen usw.

Dieses erwünschte Alleinleben mag für einige zutreffen. Wenn jemand jahre- oder gar jahrzehntelang in einer einengenden, belastenden Ehe verbracht hat, wird er danach aufatmen und seine Freiheit zu schätzen wissen. Es stellt sich dann dieses wichtige Erleben ein, daß man endlich man selbst sein und eigene Impulse verwirklichen kann. Vor allem, wenn man sich aus eigener Entscheidung zu einer Trennung durchgerungen hat, fließt einem außerordentlich viel Kraft zu.

Auf der anderen Seite erhoffen sich viele Menschen von einer (neuen) Partnerschaft ein glücklicheres, besseres Leben. Es wird in unserer Gesellschaft ein enormer Aufwand betrieben, um das Single-Dasein hinter sich zu lassen: Single-Kennenlern-Partys; die Deutschen geben im Jahr in verschiedenen Zeitungen gut fünf Millionen Kontaktanzeigen auf; man liest Leitartikel, «wie und wo man wen findet»; im Internet gibt es ein «Chat im Web»-Programm, in dem man anonym miteinander kommunizieren kann; in Fernsehshows werden Alleinstehende als Paar zusammengebracht usw. Es handelt sich regelrecht um einen Markt, und manchmal ist es auch fast ein Kult.

Das Ganze erscheint recht ambivalent: Natürlich möchte man zu Recht die Individualität und die Freiheit nicht aufgeben, andererseits fehlt etwas, und daran leidet man. Es stellt sich dabei die Frage, ob es sich um berechtigte Wünsche handelt oder ob man einem unerfüllbaren Traumbild nachhängt.

Ich möchte dazu noch eine Provokation hinzufügen: Ich habe den Eindruck, daß sich die Mission des Alleinseins noch nicht erfüllt hat, solange man einen Traumpartner sucht. Wenn man eine Idealfrau oder einen Idealmann sucht, endet das immer in der Bindungslosigkeit, weil einem kein Mensch genügt und dann immer das, was man selber aufgibt, mehr ist als das, was man gewinnt. Beispielsweise stößt man immer wieder an den Unverträglichkeiten oder «Macken» des anderen an und hält es dann nicht mehr für lohnenswert, zugunsten einer Bindung die eigene Freiheit aufzugeben. Meine Hypothese ist die, daß Menschen, die eine Traumbeziehung noch nicht gefunden haben, in Wahrheit noch nicht gemerkt haben, daß der Traummann oder die Traumfrau sie selbst sind. Das Ideal, das man von einem anderen verkörpert sehen möchte, erwartet man im tiefsten Inneren von sich selbst: Man sucht jemanden, der so ist, wie man selbst. Gleichzeitig soll er auch so sein, wie man idealerweise werden will. Das macht die Sache so kompliziert. Einerseits möchte man jemanden haben, der mit einem harmoniert; wer etwa die Natur liebt, möchte, daß der Partner mit einem hinausgeht und nicht zu Hause vor dem Fernseher sitzt. Man sucht sich einen Partner mit ähnlichen Interessen, Idealen, Lebensvorstellungen und Zielen. «Gleich und gleich gesellt sich gern» – das ist die eine Grundlage.

Darüber hinaus sucht man einen Menschen, den man auch bewundern kann, der «besser» ist als man selbst und das verkörpert, was man werden möchte. Wenn ich beispielsweise merke, daß ich in bestimmten Situationen die Ruhe verliere, zu wenig Geduld habe, dann sehne ich mich nach jemandem, der ruhig bleibt, nicht emotional wird – er soll ein wenig dem entsprechen, was ich werden möchte. Man projiziert das eigene Entwicklungsideal in einen Partnerwunsch. Solange man nicht merkt, daß man jemanden ersehnt, der dem eigenen Selbstentwurf entspricht, werden die Beziehungen immer scheitern: Denn seinem Selbstentwurf entspricht man nur selbst und sonst niemand. Das ist nach meiner Auffassung auch die Ursache, warum so viele Beziehungen mißlingen: Die Menschen sind eigentlich auf der Suche nach sich selbst und verwechseln das mit dem Partner.

Es gibt also für das Alleinsein unterschiedlichste Gründe. Wie könnte man sie zusammenfassen?

Es können verschiedene Intentionen dahinterstehen: Man kann sich zur Einsamkeit bekennen, weil sie die eigene Selbständigkeit erhöht und man das als positiv erlebt. Eine andere Art von Einsamkeit kann dadurch zustande kommen, daß man unfähig ist, auf einen anderen Menschen einzugehen und ihn zu tolerieren. Man ist viel zu empfindlich und hält zuwenig aus, und wenn es nur das ist, daß die Gewohnheiten des anderen mit den eigenen nicht harmonieren. So wie man selbst geworden ist, von der Lebensführung und den Gewohnheiten her, vom Aussehen, von den eigenen Interessen usw., findet man ganz schwer Anschluß. Man hat es mit einigen Menschen versucht, aber bislang hat das Zusammenleben zuwenig harmoniert. Man hält es mit einem anderen schwer aus und erlebt sich dann als beziehungsunfähig. Das ist eine leidvolle Angelegenheit.

Eine dritte Möglichkeit ist die, daß man eigentlich nicht sucht. Auf die Frage «Warum bist du allein?» würde derjenige nur sagen, daß er es auch nicht wisse, es habe sich eben nicht anders ergeben. Es ist eine Art resignierend-neutrales Alleinsein, und der Betreffende muß sich dann eingestehen, daß er weder besonders einen anderen Menschen noch sich selbst gesucht hat.

Dann gibt es noch eine vierte Gruppe von Menschen: das sind diejenigen, die suchen, aber nicht finden. Vielleicht sind das sogar sehr sympathische Menschen, in die sich andere verlieben und gerne mit ihnen zusammenleben würden. Sie sind verträglich, beziehungsfähig, haben gute Gewohnheiten und große Ziele, stehen aktiv im Leben und sind ausgefüllt. Wenn man sie fragt: «Warum lebst du nicht mit jemandem zusammen?», dann sagen sie: «Ich habe den, mit dem ich zusammenleben möchte, noch nicht gefunden.» Das ist nicht die erste Gruppe, die gar nicht will, weil sie ihre Freiheit sucht, sondern die Gruppe, die sehr wohl will, aber ganz deutlich spürt: Da gibt es in meinem Leben entweder jemanden, bei dem ich wirklich merke, daß ich mit ihm zusammenleben will, oder es gibt ihn nicht. Und das kann man nicht an Wunschbildern oder an Gewohnheiten oder gemeinsamen Lebenszielen festmachen, sondern man spürt ganz deutlich: Es ist eine Schicksalsfrage, mit wem ich zusammenleben will und ob ich denjenigen auch treffe.

Welche Rolle spielt der Schicksalsaspekt bei diesen Fragen?

Wenn man unter diesem Gesichtspunkt Bindungen oder auch Alleinsein anschaut, dann sieht man: Die Ursache für das Alleinsein oder auch die Ursache für die Trennung liegt in bestimmten Schicksalsverhältnissen begründet. Das kann man nicht daran festmachen, daß man beispielsweise zu nervös war, die Lebensgewohnheiten zu verschieden waren, man sich nicht genügend unterhalten oder vertragen hat oder welche sonstigen Gründe es für eine Trennung gibt, sondern da ist beispielsweise einfach ein Mensch in das eigene Leben hereingekommen, hat die bestehende Bindung durchkreuzt, so daß es zur Trennung führte.

In einem anderen Fall hat sich ein Mensch vielleicht gar nicht binden wollen, weil er tief innerlich spürte: Dieser Mensch, den ich da kenne, der ist es nicht; so nett ich ihn finde, ihn heiraten oder mit ihm zusammenleben möchte ich nicht.

Das steht auch im Hintergrund, warum so viele Menschen allein sind: Dieses Empfinden, daß es bestimmte Schicksalsbeziehungen sind, die zu einem gehören, ist heute stärker als früher. Man heiratet gegenwärtig nicht mehr nur, um versorgt zu werden, um sicher zu sein oder um Kinder zu bekommen, sondern man verbindet sich, wenn wirklich der sogenannte richtige Moment gekommen ist. Und wenn man darauf achtet, was für ein Partner es ist, dann ist es sogar oft jemand, der zu dem anderen überhaupt nicht paßt, der völlig konträre Lebensgewohnheiten hat, oder es ist eine ganz bizarre Verbindung, bei der sich beispielsweise ein hochbegabter Mensch mit einem ganz einfachen Menschen liiert, und als Außenstehender fragt man sich: Wie hält er das aus? Man kann nur vom Schicksal her erklären, daß die beiden wirklich etwas miteinander zu tun haben. Ohne den Gedanken der wiederholten Erdenleben kann man das nicht verstehen.

Das ist für mein Empfinden die entscheidende Dimension heute, wenn man nicht nur die Vordergründe anschaut – moderne Zeit, verschiedene Wünsche und Projektionen –, sondern wenn man die Hintergründe betrachtet.

Könnte man sagen, daß es diese Schicksalsbeziehungen früher auch gab, man sie aber nicht ausgelebt hat? Man weiß doch aus Berichten und Biographien, daß es bedeutungsvolle, schicksalshafte Begegnungen gab, die Menschen aber aufgrund der Konventionen oder anderer Hintergründe eine Beziehung nicht leben konnten. Könnte man sagen, daß man heute die Freiheit hat, seinen Schicksalsbeziehungen nachzugehen?

Ich kenne von diesen früheren Beziehungen ein schönes Beispiel, und zwar stammt es von Ernst Haeckel, dem berühmten Biologieprofessor in Jena. Er war schon über sechzig Jahre alt und verheiratet mit einer etwa gleichaltrigen Frau. Eines Tages erhielt er einen Brief von einem ihm völlig unbekannten adeligen Fräulein, einer Leserin seiner Werke. Sie schrieb in dem Brief, wie fleißig sie seine Werke studiere und daß sie ihm dazu gerne schriftlich einige Fragen stellen wolle. Haeckel beantwortete ihr diese Fragen, sie schrieb wieder zurück, und es entspann sich eine Korrespondenz. Beide merkten sehr bald, obwohl sie sich nie gesehen hatten, daß sie sich liebten. Diese Korrespondenz ist heute unter einem Pseudonym, Franziska von Altenhausen, veröffentlicht, und es ist eine hinreißende, rein karmische Liebesgeschichte. Als sich die beiden damals eines Tages kennenlernten, liebten sie sich auf den ersten Blick. Die damalige Zeit stand dem Ausleben einer solchen Beziehung noch sehr entgegen; vor allem für die adlige Dame war dies unmöglich. Deshalb siechte sie dann auch relativ früh dahin und starb an einer Lungenentzündung oder einer Tuberkulose. Haeckel, als ganz aufgeklärter freier Denker, der seiner Zeit voraus war, hatte zuvor den Versuch unternommen, sie seiner Frau vorzustellen. Diese aber wollte von der jungen Studentin gar nichts wissen («Ach, irgend so ein junger Affe, der dich anhimmelt!»). Das heißt, es scheiterte an den Lebensgewohnheiten der damaligen Zeit, daß sich daraus vielleicht eine fruchtbare karmische Dreierbeziehung entwickelte.

Das finde ich so großartig heute, daß die Menschen sich zu einer Selbständigkeit durchgerungen haben, daß beispielsweise außerordentlich inspirierende Dreier- und Viererbeziehungen möglich sind, die früher nicht möglich gewesen wären – bei denen das Schicksal also eine Chance hat.

Gerade in solchen Situationen trifft man aber auch auf die Verantwortlichkeiten, die sich an diese errungene Freiheit anknüpfen: Wann weiß ich, ob ein bestimmter Weg oder ein Mensch zu meinem Schicksal gehört? Besonders im Falle einer Dreierbeziehung, wenn durch den neu Dazukommenden lang unterdrückte Wünsche geweckt werden, ist man geneigt, das als Schicksalsbeziehung zu sehen und nicht die eigenen Versäumnisse kritisch zu überprüfen. Kann ich als Betroffener überhaupt beurteilen, was mein Schicksal ist, wenn gleichzeitig starke Wünsche eine große Rolle spielen?

Hier gibt es schon Beurteilungskriterien. Nehmen wir den Fall, jemand ist der Meinung, seine Beziehung sei zu Ende gelebt. Dann ist die Frage: Woran merkt man das? Merkt man es daran, daß die beiden, die jetzt zusammen sind, sich nichts mehr zu sagen haben, daß die Entwicklung stagniert, beide Partner festgestellt haben, daß sich nichts Neues mehr tut? Dann könnte man tatsächlich zu dieser Auffassung kommen. Aber die Voraussetzung für ein solches Urteil muß natürlich sein, daß wirklich beide Partner für ihre Entwicklung nichts mehr gewinnen. Es ist schon verdächtig, wenn es nur einer meint.

Vor allen Dingen, wenn der Betreffende einen potentiellen neuen Lebenspartner kennengelernt hat …

Dann wird es um so wichtiger, das Schicksalhafte dieser Situation ernsthaft zu prüfen. Wenn mir die Armseligkeit meiner Partnerbeziehung oder ein Mangel erst bewußt wird, wenn ich einen neuen Menschen treffe, dann bedeutet die Tatsache, daß ich den Menschen treffe, der mir neue Entwicklungsanstöße gibt, nicht, daß meine alte Beziehung zu Ende ist. Es heißt lediglich, daß ich eine neue, inspirierende, die Entwicklung fördernde Beziehung gefunden habe und ich mich jetzt sogar ganz energisch fragen muß: Was kann dieses Neue, das mir so viel bedeutet, auch an Hilfe für meine bisherige und jetzt stagnierende Lebenspartnerschaft bedeuten? Wenn zum Beispiel Menschen sagen: «Das ist Karma» und dies quasi als Ausrede benutzen, aus einer Bindung auszusteigen, einfach nur, weil das andere schöner oder naheliegender ist, ist das ein Mißverständnis und im Grunde auch ein Mißbrauch des Karmagedankens. Mißbrauch ist ja immer, wenn man eine an sich gute Sache am falschen Platz benutzt oder in den Dienst des Egoismus stellt. Der Karmagedanke wird eben sehr oft in den Dienst ganz persönlicher, egoistischer Wünsche gestellt und damit zweckentfremdet. Das kann man sich gerade an komplizierten Beziehungen gut klarmachen. Beziehungen sind immer «Karma»; die bestehende ist genauso Karma wie die neue.

Wie integriert man diese durch eine neue Verliebtheit geweckten Impulse in die bestehende Beziehung?

Da stellt sich die Frage: Wie werde ich wirklich ein Gestalter meines Schicksals, so daß alle Beteiligten etwas davon haben und ich nicht nur egoistische Wünsche durchsetze auf Kosten anderer Beziehungen. Im Grunde handelt es sich hier um schwierigste Lebensfragen, die man nicht in wenigen Sätzen umreißen kann. Ich will jedoch versuchen, meine Kriterien zur Beurteilung solcher Verhältnisse zu formulieren. Vielleicht wird dann deutlicher, was ich meine.

Jede Form der Schicksalsgestaltung hat mit Entwicklung zu tun. Was uns Menschen von Mineral, Pflanze und Tier unterscheidet, ist die Tatsache, daß wir unsere Art – das Menschsein – nicht so vollkommen ausleben können, wie es die Angehörigen der unter uns stehenden Naturreiche können. Kann ein Hund «hundiger», ein Vogel «vogeliger» sein? Leben nicht die Tiere sich bis in ihr Sozialverhalten hinein so vollkommen aus, wie es in der Art von Natur aus veranlagt ist? Auch wenn es Verhaltensmodifikationen gibt, so hört doch bei allen Tieren das Lernverhalten in dem Moment auf, wo die Geschlechtsreife einsetzt und die Tiere erwachsen und damit in ihrem Verhalten artgemäß entwickelt sind. Beim Menschen ist genau das Gegenteil der Fall. Wenn er in die Geschlechtsreife kommt, fängt er erstmals an, aus allem Vertrauten, Angelernten, Gewohnten auszusteigen und seinen eigenen Weg der Entwicklung zu suchen. Es dauert oft viele Jahre, bis er diesen Weg findet, und manchmal ist er ein Leben lang auf der Suche nach sich selbst und kommt seinem Ziel nur wenige Schritte näher.

Das Ziel aber kann jeder Mensch fassen – auch wenn er es noch nicht leben kann –, er kann es denken. In Gedanken, das heißt rein geistig, tragen wir das Ideal unserer Menschlichkeit, unserer Vollkommenheit, die Idee unseres Werdens in uns. Es hängt nun von der Art meines Entwicklungsideals ab, wie ich mein Schicksal gestalte und mit den Faktoren meiner Entwicklung – einschließlich meiner menschlichen Beziehungen – umgehe. Ist beispielsweise Liebe mein Entwicklungsziel, so werde ich mich fragen, wie ich mein Leben so einrichten und meine Entwicklung so führen kann, daß dadurch die Fähigkeit der Liebe in mir und in meinem Umkreis gestärkt wird. Dann werde ich im Falle der obengenannten Dreierbeziehung mich fragen müssen: Wie kann diese neue Beziehung für alle Beteiligten zu einem die Liebe letztlich fördernden Entwicklungsereignis gemacht werden? Wenn die beiden Neuverliebten den Dritten einfach nur rechts oder links liegenlassen, so ist dies lieblos. Wenn sie ihre Beziehung verschweigen, leben sie eine andere Form der Lieblosigkeit. Finden sie jedoch einen Weg, über die Beziehung zu sprechen, Grenzen für das Ausleben dieser Beziehung ins Auge zu fassen, lernen sie sich kennen, interessieren sie sich füreinander, erzählen sie sich ihre Biographien, so wird das gegenseitige Verständnis wachsen. Und wenn alle drei mit der Frage leben: «Was können wir aus diesem Schicksalsereignis für unsere Entwicklung und die der anderen gewinnen und tun?», so nimmt die Liebe in dieser Dreierbeziehung zu. Denn die Liebe hat viele Farben und Eigenschaften, die geübt werden können: Ehrlichkeit, Freiheit, Selbstlosigkeit, Interesse, Anerkennung, Vertrauen und noch viele andere.

Aufgaben von Mann und Frau

Gibt es bei diesen heutigen Fragen des partnerschaftlichen Zusammenseins, der Trennung, dem Suchen nach neuen Maßstäben verschiedene Aufgaben für Frauen und Männer?

Das männliche Element hat sich in den letzten Jahrhunderten unbewußt ausgelebt, und daher muß der Mann sich seines Kulturbeitrages heute genauso bewußt werden wie die Frau. Eine Mission der Emanzipation der Frau ist, daß auch der Mann sich angeregt fühlt, darüber nachzudenken: Wie hat eigentlich die Männerwelt die Weltgeschichte beeinflußt? Wie stehe ich im Leben? Ist das so richtig? Was sind naturgegebene Begabungen oder auch gesellschaftlich besonders passende Verwirklichungsmöglichkeiten für Geschlechtereigenschaften? Beispielsweise hat der Mann mehr physische Kraft, unter Umständen auch ein besseres nüchternes Wahrnehmungsvermögen. Es ist ein Faktum, daß nahezu alle Philosophen Männer waren, weil das gediegene, systematische Durcharbeiten und Durchdenken etwas Männliches ist. Wohingegen Frauen spontaner, geistig beweglicher, wandelbarer, flexibler sind. Sie hätten nie Spaß daran, ein Leben lang an einem philosophischen System zu basteln. Sie haben am liebsten in jeder Lebenslage ein neues System. Und es ist die Aufgabe, sich dieser besonderen schöpferischen Begabungen, die man hat, bewußt zu werden und dann zu merken, daß man von dem, was man nicht hat, lernen kann. Der Mann kann bis zu einem gewissen Grad im Austausch mit der Frau mehr geistige Beweglichkeit lernen und die Frau den Hang zum Systematischen.

Geben und Nehmen ist beispielsweise ein allgemein menschliches Verhalten. Im Physischen aber ist der Mann mehr zum Geben, zum Kraftüberschuß veranlagt, die Frau mehr zum Empfangen. Geistig ist es umgekehrt. Da ist die Frau mehr sprühend, schöpferisch gebend, anregend, und der Mann genießt die geistige Anregung durch die Frau. Und Frauen wiederum genießen Männer, die ganz Ohr sein können und aufnehmen, was sie sagen, auch wenn sie nicht immer antworten …

Man sollte sich daher als Mensch nicht absolut setzen; der «Mann-Mensch» und der «Frau-Mensch» haben Einseitigkeiten und sind im Sozialen ergänzungsbedürftig. Die Frau könnte dazu viel beitragen, indem sie, weil ihr das leichter fällt, sich ihrer Einseitigkeit bewußt wird, das artikuliert und dadurch auch dem Mann helfen kann, seine Einseitigkeit besser zu verstehen.

Das bedeutet aber auch, daß man nicht auf seine Spezifität pocht und sagt: Das ist Frauensache, das ist Männersache. Je mehr man sich nach dem Voll-Menschlichen sehnt, um so leichter werden auch das Spezifisch-Weibliche und das Spezifisch-Männliche sozialfähig eingebracht.

Wann ist eine Beziehung zu Ende gelebt?

Um an den Anfang zurückzukommen: Kann man das schicksalsmäßige Ende einer Partnerbeziehung daran erkennen, daß beide friedlich loslassen?

Für mich ist ein Zu-Ende-gelebt-Haben von bestimmten Entwicklungsimpulsen daran ersichtlich, daß man mit Dankbarkeit darauf hinschaut und die Liebe nicht zu Ende ist – gerade nicht –, sondern sich dahingehend metamorphosiert, daß man mit dem anderen verbunden bleibt, auch wenn er jetzt eigene, andere Wege geht. Das ist praktisch die Liebe, die ähnliche Qualitäten hat wie die sich metamorphosierende Mutterliebe, wenn sie ihr Kind gehen läßt: Die Beziehung reißt nie ab, auch wenn der andere sich dann in jemanden verliebt und sein eigenes Leben lebt. Wenn man jedoch Beziehungen als beendet betrachtet, weil sie einem persönlich nichts mehr geben und ein Leerlauf eingetreten ist, dann hat die wirkliche Beziehung im Grunde noch gar nicht angefangen. Man ist zum Wesen des anderen noch nicht vorgedrungen, sondern hat eigentlich nur seine egoistischen Wünsche und Ansprüche an die Beziehung ausgelebt und bricht die Partnerschaft ab, wenn nichts mehr zu holen ist. Aber in Wirklichkeit hat man den Partner noch gar nicht kennengelernt.

Es gibt aber auch solche Situationen des Stagnierens und Leidens in Partnerschaften, in denen beide zunächst nicht aus der Beziehung aussteigen wollen, sie auch nicht einvernehmlich auflösen können, sondern nur einer der beiden etwas ändern möchte. Ich erlebe in Beratungsgesprächen beispielsweise, daß nur ein Partner Unterstützung sucht und der andere nicht mitkommen will. Derjenige, der die Beratung aufsucht, arbeitet an sich und verändert einiges. Trotzdem scheint sich beim anderen nichts zu rühren: Er möchte nicht reden, sieht bei sich keinen Veränderungsbedarf; manchmal spielen Süchte hierbei eine Rolle – Alkohol, Flucht in die Arbeit usw. Vielleicht kommt es sogar rein äußerlich zu Gesprächen, in denen der Betreffende sich aber nicht öffnet. Manchmal sind einfach auch bestimmte Fähigkeiten nicht vorhanden, daß beispielsweise jemand nicht in der Lage ist, seine eigenen Gefühle wahrzunehmen.

Und der andere steckt dann in einem Dilemma. Zum einen merkt er, daß er an der Situation leidet, zum anderen haben die Partner vielleicht gemeinsame Kinder und sind in weiteren Formen der Verantwortlichkeit eingebunden. Oder es herrscht noch Zuneigung zwischen den beiden, und man will grundsätzlich nicht so schnell die Flinte ins Korn werfen. Wo liegen hier die Beurteilungsmaßstäbe, ob man sich trennen oder weitermachen soll?

Diese Frage hängt ebenfalls mit den besprochenen Aspekten zusammen, warum nämlich manche Leute allein leben oder zusammen bleiben. In dem geschilderten Fall, daß nur einer bereit ist, an den Schwierigkeiten zu arbeiten, gibt es drei Möglichkeiten: Entweder man trennt sich, weil der andere nicht bereit ist, daran zu arbeiten, oder man bleibt zusammen, weil derjenige, der daran arbeitet, für sich einen Modus vivendi findet, der ihm hilft, die Beziehung weiter aufrechtzuerhalten, oder – dritte Möglichkeit – man läßt alles beim alten Trott und arrangiert sich – resignierend.

Was ist der Unterschied zwischen den letzten beiden, dem Modus vivendi und dem alten Trott?

Der Modus vivendi kann sein, daß ich z.B. durch eine Beratung neue Blickrichtungen auf die Beziehung bekomme und lerne, anders damit umzugehen. Ich kann meine Einstellung zu dem «Trott»-Szenarium meiner Beziehung ändern, was letztlich auch bedeutet, daß ich mich selbst ändere. Für eine Beziehungsberatung ist es eine außerordentlich reizvolle Aufgabe, den Klienten an den Punkt zu führen, wo er merkt: Gerade dieser Partner, mit dem ich so schlecht reden kann, mit dem es nicht weitergeht, gibt mir die Möglichkeit, etwas zu entwickeln, Dinge bei mir selbst zu entdecken und zu ändern, die ich mir sonst nicht bewußtmachen könnte. Es geht darum, daß ich von mir etwas erwarte und nicht vom Partner, daß ich mir überlege: Wie kann ich mir, gegebenenfalls mit Hilfe der Beratung, in meiner gegenwärtigen Situation neue Entwicklungsschritte vornehmen? Das sieht z.B. in der Alkoholiker- oder Drogensituation praktisch so aus, daß ich etwa in eine Selbsthilfegruppe von Co-Alkoholikern gehe und dort lerne, wie man mit einem alkoholkranken Ehepartner umgeht.

Für mich, um es ganz lapidar zu sagen, gibt es nur einen Grund, aus einer Beziehung auszusteigen: wenn ich keinerlei Ansatz mehr finde, etwas dazu beizutragen, daß meine eigene Entwicklung und die des Partners von der Verbindung profitieren. Das heißt, negativ ausgesprochen, wenn die Entwicklungsmöglichkeiten blockiert bzw. nachhaltig behindert sind.

... wobei man das ja manchmal über Jahre hin offenlassen muß. Es gibt auch Beziehungen, in denen jahrelang Abstand herrschte und es keine Gemeinsamkeit gab, und dann hat sich wieder etwas zusammengefunden.

Aber dann hat die Beziehung die Entwicklung nicht verhindert. Es kann eine Beziehung sozusagen auf der Wartebank sein. Es gibt viele Beziehungen, die man hat, ohne daß man sich ständig sieht. Und so kann man auch mit einem Partner friedlich nebeneinander herleben; jeder geht seiner Wege, und man lebt liebenswürdig aneinander vorbei, aber behindert sich nicht. Dann kann man zusammenbleiben. Aber wenn jetzt z.B. der eine Partner die Entwicklung des anderen behindert – und das muß letztlich jeder selbst entscheiden, wann und wie er noch für sich eine Entwicklungsmöglichkeit sieht –, ist die Situation anders. Beispielsweise kann es sein, daß er mit seinen Hobbys kein Verständnis findet, daß er nicht ausgehen darf, wohin er will, daß er seine Zeit zu Hause nicht frei planen darf, daß er auch keinen geistigen Betätigungen nachgehen kann und ähnliches. Oder jemand ist krankhaft eifersüchtig und behindert den Partner, mit anderen Leuten zusammenzukommen, und macht ihm das Leben zur Hölle. Das ist nicht konstruktiv, und es schadet letztlich beiden.

Abschied und Neubeginn

Ein wichtiges Thema im Zusammenhang mit heutigen Beziehungen und Lebensformen ist es, mit Abschied, Trennung und Neubeginn anders umgehen zu lernen. In heutigen Biographien kommen Trennungen und Abschiede nicht mehr so häufig von außen auf die Menschen zu wie früher, durch die moderne Medizin werden Krankheiten geheilt, und oft wird ein frühes Sterben verhindert, räumliche Entfernung läßt sich mit technischen Mitteln überbrücken usw. Aber es gibt aus inneren Gründen viele Trennungen und Neubeginne. Wie kann man mit Abschieden so umgehen, daß damit eine neue Stufe erreicht werden kann und daß man nicht nur äußerlich weggeht, innerlich aber immer noch hängenbleibt und sich dadurch die Offenheit für etwas Neues verschließt? Welche Ideen oder Aspekte gibt es, wie diese Abschiede heute gelebt und sogar kultiviert werden können?

Jeder Abschied, jede Beendigung im Physischen ist ein Sterbeprozeß. Man kann Abschiede erst dann menschenwürdig gestalten, wenn man sterben gelernt hat. Das heißt, solange ich nicht an einer Metamorphose der Beziehung ins Geistige, ins Ewige arbeite, kann ich gar nicht Abschied nehmen. Abschied nehmen kann nur derjenige, der weiß: Was ich physisch verliere, wird mir geistig geschenkt. Insofern kann ein bewußt gestalteter Abschied die Intensität einer Beziehung erhöhen, so paradox es klingt. Dadurch wird die Beziehung ewig, unverlierbar, geht mit. Wenn z.B. Eltern den Kindern ihren Segen geben, weil beide Teile wissen, man wird sich nicht wiedersehen, oder wenn man sich vor dem Sterben noch verabschieden kann, dann bedeutet dies eine Vertiefung der Beziehung durch den Schmerz der physischen Trennung. Das gilt auch für Menschen, die sich viel haben geben können und jetzt – durch einen Berufswechsel, der zu einer räumlichen Trennung führt, oder durch eine neue Partnerschaft, die die Beziehung in der bisherigen Form nicht mehr möglich sein läßt – sich klarmachen: Wir werden uns ganz sicher «wiedersehen», weil etwas, was zwischen Menschen einmal gelebt hat, nicht verlorengehen kann. Eine Beziehung lebt sich ja nicht nur auf der physischen Ebene aus, sondern auch auf der seelischen und geistigen Ebene. Je mehr ich mir das bewußtmache, weiß ich auch: Abschied nehmen, beendigen kann ich eigentlich nur auf der physischen Ebene; seelisch-geistig kann ich etwas mitnehmen, denn da reißt der Faden nie ab, es sei denn, ich lasse den anderen fallen und vergesse ihn. Aber selbst dann kann man so eine Beziehung durch kräftiges Wiedererinnern auch reaktivieren.

Für mich ist Abschiedskultur eine Sterbekultur, durch die Geist-Erwachen unterstützt wird. Sie ist mit der neuen spirituellen Suche heute eng verbunden. Ich sehe diese vielen Beziehungstragödien und diese Unsicherheit in den Fragen der Beziehungsgestaltung als ein wichtiges Übungsfeld an, durch die damit verbundenen Schmerzen wach zu werden für die seelische und geistige, das heißt für die ewige Realität oder die spirituelle Dimension einer Beziehung.

Will man von Anfang an mit dieser spirituellen Dimension beginnen, müßte man auf den anderen mit der Fragestellung schauen: Welche Werte fügt dieser Mensch in mein Leben hinzu? Denn das ist es ja, was dann bleibt. Vielleicht hat ein Mensch in mir Aufmerksamkeit für die Natur geweckt, mir irgendeinen Schriftsteller nahegebracht, ein Stück Lebensfreude geschenkt oder auch mich durch Auseinandersetzung und Ärger in einigen Punkten bewußter gemacht. Dann kommt wieder diese Qualität der Dankbarkeit in die Beziehung, die sich aus der Frage entwickeln kann: Was haben wir uns gegenseitig gegeben?

Das ist die eine Seite, es gilt aber auch anders herum. Wenn ich mich für jemanden interessiere und ich wirklich eine Beziehung angeknüpft habe, dann wird mich dieser Mensch, was immer er auch macht, weiterhin interessieren. Zum Beispiel wir beide: Wenn wir fünf oder zehn Jahre lang nichts voneinander hören würden und ich nach zehn Jahren jemanden träfe, der dich kennt und mir von dir erzählt, wäre ich doch um so interessierter. Interesse hält eine Beziehung warm.

Jede Begegnung weckt in mir, einfach durch die Tatsache, daß der andere anders ist als ich, etwas Neues. Jede Beziehung macht mir etwas von mir selbst bewußt, was ich dann diesem Menschen zu verdanken habe. Die verschiedenen Menschen sind es doch, die mich ins Dasein rufen, die mir die Selbsterfahrung am anderen möglich machen. Rudolf

Steiner nennt Erziehung eine «fortgesetzte Taufe». Ich habe mich immer wieder gefragt, was das eigentlich heißt: Erziehung als eine in der Zeit verlaufende Taufe. Bei der Taufe wird das Kind beim Namen gerufen, es wird aufgerufen zu seinem höchsten Lebensziel als Mensch, nämlich Gott zu begegnen und mit Gott verbunden zu sein. Und das macht die Erziehung sozusagen im Kleinen permanent. Sie nennt das Kind beim Namen, ruft es auf, bei jedem Erziehungsvorgang werden im Kind Fähigkeiten wachgerufen.

Dasselbe erlebe ich bei jeder menschlichen Begegnung und gerade auch bei damit verbundenen Schwierigkeiten. Jede Begegnung ermöglicht Veränderung, Aufbruch und Wandlung durch die Öffnung, die dadurch entsteht. Deswegen ist die Entwicklungsfähigkeit eigentlich das Kriterium für die Fruchtbarkeit einer Beziehung.

Verliebtheit

Bei all den bisher besprochenen Kriterien und Maßstäben, eine Partnerschaft zu verlassen oder sie weiterzuführen, spielt ein Phänomen im Leben oft die wichtigste Rolle, nämlich daß man sich verliebt. Ich erlebe das immer als «Entwicklungskredit», daß man sozusagen hochgehoben wird, ohne etwas dafür getan zu haben, und die besten Möglichkeiten sichtbar werden. Vielleicht nach drei Monaten oder nach ein bis zwei Jahren ist man wieder in das alte Alltags-Ich zurückgefallen, es sei denn, man «zahlt den Kredit ab», das heißt, man tut etwas zur Erhaltung dieses Wertes. Was ist eigentlich Verliebtheit?

Der Begriff «Kredit» ist passend, weil man dieses Phänomen als eine karmische Erbschaft ansehen kann. Es gehört zum Schicksal, daß beispielsweise der Leib in diesem Leben so aufgebaut ist, daß bestimmte Dinge relativ leicht fallen und bestimmte Menschen einen spontan nett finden und etwas zubilligen, wovon man sich eingestehen muß: Das habe ich in diesem Leben gar nicht erworben. Das stammt von früher. Und dieser Kredit, den ich von früheren Leben mitbringe, verbraucht sich in diesem Leben, auch wenn er sich auf eine menschliche Beziehung bezieht. Er ermöglicht den Start, setzt den Beginn und trägt eine Zeit, indem er das gegenseitige tiefe Erkennen möglich macht, das Sich-getragen-Fühlen, das Sich-gehoben-Fühlen, die sinnliche Anziehung, daß Körper zu Körper paßt, daß man sich riechen mag, daß die sonst vorhandenen Hemmschwellen wegfallen und man sich eins fühlt, verwandt. All dies ist doch nicht selbstverständlich, es hat schlichtweg Vorgeschichte. Je nachdem, wie stark die Vorgeschichte war, kann das auch rauschartigen Charakter haben und sich entsprechend schnell verbrauchen. Aber auch bei bestem «karmischem Startkapital» braucht eine Beziehung Pflege. Ohne Pflege kann keine Beziehung gedeihen – alles Menschliche braucht Pflege. So gibt es Menschen, die ihr Kapital aus früheren Leben aufzehren, indem sie immer dann aus ihren Beziehungen aussteigen, wenn die pflegerische Arbeit und das bewußte Fortsetzen gefragt sind.

Das heißt, sie gehen immer nur von einer Verliebtheit zur nächsten.

Das kommt durchaus vor. Sobald das, was von selbst geht und spontan entsteht, was aufgrund des So-Seins, des karmischen Geworden-Seins sich verbraucht hat, geht man zum Nächsten. Das ist karmisch gesehen eine Lebensform, die im Hinblick auf das nächste Leben zu einer gewissen Ärmlichkeit und Bedürftigkeit führt. Man hat dann sein Bankkonto quasi überzogen und keine Reserven für das nächste Leben angelegt. Denn das nächste Leben gestaltet sich nach dem, wie ich mich in diesem Leben angestrengt habe und was ich getan habe. Wenn ich mich nur ausgelebt, aber nicht an mir gearbeitet habe, dann habe ich wenig Startkapital für das nächste Leben.

Das wird manchmal auch schon in diesem Leben sichtbar, denn nach der Lebensmitte ist es selten, daß man immer wieder jemand Neuen findet, in den man sich verliebt oder der sich in einen verliebt …

Ähnliches gilt auch für große Begabungen. Eine Begabung ist ebenfalls eine Mitgift, ein Kredit aus früheren Leben, in denen man sich etwas errungen hat. Man ist vielleicht genial begabt, lebt es aus, und wenn das nicht eine Fortsetzung findet durch eigene Arbeit, fällt man in ein tiefes Loch der Depression. Man wird älter, wiederholt sich, es kommt nichts Neues mehr, und man hat nicht gelernt, sich wirklich schöpferisch etwas zu erarbeiten.

Warum überhaupt eine Partnerschaft?

Nach all diesen Betrachtungen kann man provokativ die Frage stellen: Warum sollte man sich heute eigentlich überhaupt in einer Partnerschaft zusammentun? Vor der Lebensmitte stellt sich diese Frage anders: Man verliebt sich in jemanden, will Kinder haben, dann baut man ein gemeinsames Leben auf. Wenn das aber durchlebt wurde oder gar nicht das Anliegen ist: Was ist, wenn man die menschlichen Sehnsüchte nicht in Betracht zieht, die Berechtigung für eine Partnerschaft oder Ehe? Geht man davon aus, daß Einsamkeit heute ein sinnvoller Faktor für die Entwicklung ist, ich den anderen auch finanziell oder zur sozialen Einbettung nicht mehr brauche, daß ich meine Selbstentwürfe nicht mehr auf den Partner projiziere, sondern selbst verwirkliche und auch die Verliebtheit kein Grund ist … was bleibt dann noch?

Ich denke, die Verliebtheit wird nach wie vor ein starker Grund für das Zusammengehen in jedem Lebensalter sein.

Als Voraussetzung jedoch, gerade weil wir heute Phasen der Einsamkeit durchleben müssen, sehe ich die Autonomie jedes einzelnen. Ein Motiv des Zusammengehens kann z.B. sein, daß man zu zweit viel mehr zu bewirken vermag als allein – schon dadurch, daß man sich im alltäglichen Leben vieles abnehmen kann und dann mehr Kraft und Zeit für anderes übrig hat. Oft liegt das Motiv für idealistische Partnerschaften – ob sie nur auf Zeit oder unbefristet angelegt sind – darin, daß man ein Beziehungsideal leben will, das sich nicht im gegenseitigen Anschauen und im Spaß-miteinander-Haben erschöpft. Man will in dieselbe Richtung schauen, das heißt sich etwas vornehmen, wofür es sich zu leben lohnt.

Indem man sich zusammenschließt, spart man Zeit und Kraft, und wer wirklich etwas im Leben tun will, braucht Verbindlichkeit und Kontinuität bis in die private Sphäre hinein. Wenn das gelingt, sind solche Beziehungen enorm produktiv. Auch in sozialer Hinsicht wirken sie ausstrahlend und anziehend zugleich. Verbindliche Partnerschaften sind offen für die Belange ihres Umkreises, sie haben «offene Häuser», und viele andere profitieren davon. Wohingegen Beziehungen, die viel Reibungsverluste haben, die nicht sicher und verbindlich gelebt werden können, oft ihre Energien im Binnenmilieu, in der privaten Sphäre verbrauchen und weniger produktiv sind, ja immer wieder Hilfe von außen brauchen.

Kann man das als einen Gradmesser für eine gute Beziehung ansehen? Ich merke immer wieder: Je freier sich beide Partner jeweils allein bewegen können, sich auch mit anderen Menschen verbinden können und je mehr Raum es zwischen den beiden gibt, desto besser funktioniert die Beziehung. Und je weniger man sich an einen der beiden oder an das Paar herantraut und je mehr Hemmungen man hat, desto größer sind die Unstimmigkeiten in der Beziehung der beiden.

Das gilt für die Paarbeziehung genauso wie für die Beziehung, die jeder zu sich selbst hat. Menschen, bei denen man sich nicht traut, sie anzusprechen, haben in der Regel mit sich selbst noch zu tun, wohingegen man bei Menschen, die ganz frei und offen dastehen, keine Hemmungen hat. Da sieht man sofort: Der hat eine gesunde Beziehung zu sich selbst, ist nicht verklemmt oder baut sich ein Image auf, sondern er kann es sich leisten, offen und rückhaltlos zu sein.

Was sind die Voraussetzungen für eine solche gesunde Partnerbeziehung?

Eine wichtige Voraussetzung für das Gelingen der Partnerschaft ist heute, daß man bereit ist, an sich zu arbeiten. Ich bin mir inzwischen ganz sicher, daß ohne den Willen zur Selbstentwicklung oder -schulung keine Partnerschaft – auch keine Arbeitsbeziehung – auf längere Zeit hält. Sie wird auseinandergesprengt durch die menschlichen Probleme, durch die zunehmende Empfindlichkeit, die wir alle haben, durch die wachsenden Schwierigkeiten, die im Beruf und durch das Leben in Form von Belastungen kommen. Wenn der Wille nicht da ist, daß man tatsächlich an der Aufgabe wachsen und sich an den Schwierigkeiten bewähren will, im gemeinsamen Leben – auch in der Auseinandersetzung mit der Aufgabe – wirklich etwas entwickeln will, leidet auch die Beziehung. Ich würde sagen, eine ideale Partnerschaft braucht drei Voraussetzungen: Selbständigkeit des einzelnen, eine gemeinsame Aufgabe – das heißt eine gemeinsame Blickrichtung – und den Willen zur Entwicklung. Wenn das gegeben ist, dann taugt sie lebenslänglich, ist krisenfest, strahlt aus und ist gut.

Der Sinn von Sexualität

Das Thema Sexualität ist vielschichtig und umfassend, deshalb soll in diesem Rahmen nur auf einige Aspekt eingegangen werden: Was ist der Sinn von Sexualität außer der Fortpflanzung? Durch Verhütungsmöglichkeiten und eine befreite Einstellung ist Sexualität heute weitgehend vom Bereich der Zeugung losgelöst. Dadurch steht sie stärker anderen menschlichen Motiven zu Verfügung, im positiven Fall als Möglichkeit zu Lust, Nähe, Lebensfreude usw. Gleichzeitig spiegelt sich daran vielerlei Menschliches, das aus Urtiefen kommt und von dem wir manchmal überwältigt werden. Beispielsweise ist in einer Beziehung ein sexuelles Ausbrechen des einen Partners der Punkt, bei dem eine heftige Krise ausgelöst wird, obwohl es in vielen Bereichen vorher schon nicht stimmte; oder man fühlt sich von jemandem sexuell angezogen, den man rein menschlich nicht besonders mag; man wollte unter eine Beziehung längst einen Schlußstrich gezogen haben, bleibt aber aufgrund der körperlichen Beziehung noch aneinander kleben; ein häufiges Eheproblem – so stellt es sich zumindest äußerlich dar – sind die verschiedenen sexuellen Wünsche der Partner; es gibt Paare, die in einem brüderlich-schwesterlichen Verhältnis wunderbar, konstruktiv, sinnvoll zusammenleben, aber eine unerfüllte Sexualität läßt sie – oder einen von beiden – nicht zur Ruhe kommen … Es hat manchmal den Anschein, als ob Sexualität menschliche Werte außer Kraft setzt. Wie kann man sie so integrieren, daß Trieb, bzw. Lust, auf der einen Seite und Sinn auf der anderen zusammenkommen?

Rudolf Steiner spricht für die Neuzeit von einer Seelenqualität, die es früher nicht gegeben hat. Sie entwickelt sich erst jetzt in zunehmendem Maße. Er nennt diese Fähigkeit Bewußtseinsseele. Sie entwickelt sich dadurch, daß man anstößt – an den Widersprüchen des Lebens, aber auch an den Eigenschaften der sinnlich-physischen Welt. Damit ist natürlicherweise viel Leid verbunden. Daß die physischen Belange, die

Technik, von der heute alles abhängt, aber auch der eigene Leib stärker ins Bewußtsein kommen, ist generell erlebbar. Das Selbstbewußtsein der Menschen wird viel stärker im physischen Leib und an seinen Gegebenheiten erlebt als früher. Daher hat auch das Thema Sexualität eine so überragende Bedeutung erlangt. So kommt auch der gleichgeschlechtlichen Beziehung viel mehr Aufmerksamkeit zu. Was früher tabuisiert war oder verdrängt werden konnte, bricht sich heute Bahn und verlangt nach bewußter Verarbeitung und gesellschaftlicher Akzeptanz.

Wenn man die gleichgeschlechtliche Beziehung betrachtet, bei der die Fortpflanzung ohnehin keine Rolle spielt, kann man die fortpflanzungsunabhängige Sexualität und ihre Bedeutung für die Partnerschaft besonders gut studieren. Wenn man einmal von der reinen Triebbefriedigung absieht und schaut, was die Sexualität für die Partner seelisch und geistig, also nicht nur physisch, bedeutet, dann ist es eben dies, daß man eigentlich die in der frühen Kindheit besonders aktiven Sinne – Tastsinn, Bewegungssinn, Lebenssinn – stimuliert. Viele Menschen holen heute auf diesem Weg etwas nach, was sie vermißt haben als Erleben des bedingunslosen Angenommenseins, Geborgenseins, der Zärtlichkeit als ein wirklich sinnlich-physisches Erlebnis. Ein anderer positiver Effekt ist die Stimulierung einer Vielzahl physiologischer Prozesse, die man als erholsam, kräftigend, anregend oder auch schlafördernd und entspannend erlebt. Viele Frauen, die Frauenbeziehungen eingegangen sind, nachdem sie schon Kinder hatten und Männerbeziehungen für sie zunächst das Normale waren, berichten außerdem, wieviel schöner Sexualität mit Frauen sei: Es sei viel zarter, einfühlsamer, seelischer, eben nicht so physisch, und trotzdem genügend erotisch, um die ganzen physischen Stoffwechselprozesse, Wärmeprozesse, Lebensprozesse usw. anzuregen. Sexualität wird hier in erster Linie als liebevolle Hinwendung zum Partner praktiziert. Auch bei homoerotisch liebenden Männern kommt es vor, daß die Beziehung zärtlicher und menschlich erfüllender erlebt wird, als dies in der heterosexuellen Beziehung der Fall war.

In Beziehungen, in denen das Sexuelle ausgeklammert ist, fehlt das Bereichernde, das die Gefühle durch das Erleben im Körper bekommen, und auch das, was der Geist durch eine bestimmte Art von rückhaltlosem Angenommensein erfährt. Wenn die Sexualität in eine Beziehung menschlich eingebettet ist und nicht nur der Triebbefriedigung dient, kann das Seelisch-Geistige des anderen auch sinnlich erlebt werden, können die geistig schönsten Erfahrungen mit dem Partner auf der körperlichen Ebene einen Abglanz haben. Und umgekehrt kann man im Sinnlichen Erfahrungen machen, bei denen man manchmal Jahre braucht, bis man sie geistig erfaßt hat. Das ist aus meiner Sicht eigentlich das Beglückendste, daß in einer idealen Beziehung, die wirklich von der geistigen bis auf die physische Ebene durchgeht, eines sich im anderen spiegeln kann. Von daher kann die Sexualität, wenn das alles zusammenkommt, auch Raum für etwas Neues, Drittes schaffen. Das ist für mich das Bild: Wenn zwei Menschen sich lieben, entsteht dadurch eine Überschußkraft, so daß auch ein Drittes noch genügend Platz findet. Und wenn es keine physischen Kinder sind, dann sind es gemeinsame Aufgaben, sind es seelische und geistige «Kinder», die man zeugt.

Das Problem ist nur, daß eine so harmonische sexuelle Beziehung karmische Voraussetzungen braucht und es eine Frage des Schicksals ist, ob man das mit einem Menschen in dieser Form erleben kann. Denn die physische Ebene ist zugleich die Ebene der Ausschließlichkeit und damit des Egoismus. Auf allen anderen Ebenen kann man sich auch mit anderen Menschen verbinden; zwar ist jede Beziehung einmalig, aber so, wie wir uns jetzt beispielsweise intensiv unterhalten, kann das jeder von uns beiden morgen mit drei anderen Menschen tun. Hierbei läuft seelisch viel ab, was aber mit vielen Personen passieren kann. Im Physischen ist dagegen immer Ausschließlichkeit. Das wird auch so erlebt, weil man sich im Physischen sozusagen ganz dem anderen ausliefert, sich ganz in seine Hand begibt. Wenn man dann seelisch und geistig dieselbe Verbindlichkeit nicht erlebt, bekommt man Probleme, fühlt sich hinterher wie ausgezogen und hat das Gefühl, etwas verloren zu haben. Deswegen braucht die sexuelle Beziehung eigentlich auch das Ja-Wort für das Seelische und Geistige mit einer gewissen Ausschließlichkeit. Umgekehrt gilt dies jedoch nicht.

Man erlebt immer wieder, daß es letztlich keiner aushält, wenn Paare im Sexuellen tolerant sein wollen und sich gegenseitig andere Sexualpartner zugestehen. Und wenn nur einer der beiden heimlich einen anderen sexuellen Partner hat, spürt das der andere irgendwie, wenn auch vielleicht nur unbewußt. Kann man sagen, daß sich – vor allem bei einer längeren und engen Beziehung – durch die körperliche Verbindung so eine Art Hülle bildet?

Es ist schon so, daß durch die Berührung, den Flüssigkeitsaustausch, die Wärmeprozesse wirklich ein Kräftefluß zwischen den Partnern stattfindet, der physisch-ätherisch wirksam ist. Und seelisch wird man wie eins, man geht ineinander hinein. Wenn das jedoch nicht mit voller geistiger Beteiligung passiert, tritt das ein, was Goethe in seinen Wahlverwandtschaften darstellt: Während das eine Paar sich umarmt und den Akt vollzieht, denkt jeder der beiden Liebenden an seinen Geliebten. Und das Kind, das die beiden zeugen, sieht so aus wie die beiden Geliebten und nicht wie die, die sich physisch verbunden haben. Hier hat Goethe genau dieses Problem ins Bild gebracht: Ich bin wirklich woanders, die Kraft geht woanders hin, und ich nutze dann das Erleben mit dem anderen aus. Wenn es jedem der Beteiligten so geht, dann «schadet» es sozusagen dem anderen nicht. Aber wenn nur einer in der Beziehung geistig abwesend ist, schwächt es den anderen, und die kräftigende Hülle der Gemeinsamkeit kann sich nicht bilden, hat gleichsam ein Loch, eine schadhafte Stelle.

Das, was Goethe in seinen «Wahlverwandtschaften» beschreibt, gibt es tatsächlich. Geht man Familiengeschichten nach, kann man finden, daß manchmal, wenn die Mutter mit einem, sogar schon jahrelang nicht mehr anwesenden, Geliebten noch innerlich beschäftigt ist, ein Kind in dieser Familie diesem Geliebten ähnlich wird und ähnlich sieht.

Es findet eben bei der Vereinigung ein Austausch auf allen Kraftebenen statt: der physischen, ätherischen, seelischen und geistigen. Dabei ist das Geben und Nehmen bei Mann und Frau unterschiedlich veranlagt. Der Mann ist z.B. seelisch-geistig empfänglicher für die Aktivität der Frau, so wie die Frau physisch empfänglich ist für die aktivere Seite des Mannes. Auf der physischen Ebene gibt der Mann ab, und die Frau empfängt; auf der seelisch-geistigen Ebene ist es umgekehrt, hier ist der Mann mehr auf Empfangen eingestellt und weniger auf Geben. Daher beklagen sich Frauen oft über mangelnde seelische Zuwendung und Zärtlichkeit.

Welche karmischen Gesichtspunkte gibt es in diesem Bereich?

Ob man jemanden für das Einbeziehen der Sexualität in die Beziehung findet, ist bei selbständigen Menschen Schicksal. Es «muß» nicht unbedingt sein. Man kann tatsächlich auch ohne sexuelle Betätigung ein erfülltes, vollmenschliches Leben haben. Denn wenn man selbständig geworden ist und auch mit seinem Körper so zurechtkommt, daß man die Sexualität nicht braucht, beispielsweise zur Selbstbestätigung, zur Triebbefriedigung oder aus welchen Gründen auch immer, wird der Umgang mit der Sexualität freilassend. Dann hängt es davon ab, ob man jemanden findet, mit dem man so harmoniert, daß man diesen Bereich in die Beziehung integrieren will. Man «muß» sozusagen niemanden haben.

Ich habe den Eindruck, daß das freie und bewußte Umgehen mit der Sexualität heute auch deshalb so viel Probleme bereitet, weil sich darin ebenso spiegelt, was man in früheren Leben vielleicht unbewußt oder halbbewußt getan hat und – je nachdem, wie dieser Umgang war – heute karmische Konstellationen erzeugt: Vielleicht muß jemand einmal ein Leben lang ohne Sexualität leben, weil er in früheren Leben viel zu unbewußt oder nachlässig damit umgegangen ist und gar nicht gemerkt hat, was er anderen Menschen zugemutet hat. Genauso kann ich mir vorstellen, daß Menschen, die in Klöstern unfreiwillig Enthaltsamkeit üben mußten, in einem anderen Leben die Disposition haben, nach vielseitigen sexuellen Erfahrungen zu suchen.

Ich habe einmal einen älteren Mann, der selber Familie und viele menschliche Beziehungen hatte – darunter auch mit Frauen –, gefragt, ob es ihm schwergefallen sei, sich mit diesen Frauen nicht auf eine körperliche Beziehung einzulassen. Er sagte, es sei keine Schwierigkeit, das Seelische vom Körperlichen zu trennen, wenn man die Frau, die man geheiratet hat, genügend liebe. Damit ist der Zusammenhang auf eine ganz einfache Formel gebracht.

Auf der anderen Seite kenne ich auch Beziehungen, die seelisch-geistig so stabil sind, daß sogenannte Seitensprünge verkraftet werden können, weil man den anderen versteht.

Ich kenne völlig verschiedene Situationen dieser Art, und ich habe daraus gelernt: Es gibt nichts, was eine Ehe nicht auseinanderbringen kann; es gibt aber auch nichts, was man nicht in eine Ehe integrieren kann, wenn die Beziehung funktioniert und das Interesse, das beide aneinander haben, vorhanden ist.

In der Sexualität zeigen sich mitunter Entwicklungsdefizite, deren eigentliche Ursachen aber in einem anderen Bereich liegen und auch dort zu lösen bzw. zu heilen sind. Welche Beispiele kann man dafür nennen?

Sexualität kann für alles, was man im Physischen erleben kann, z. B. Geborgenheit, Angenommensein, eine Ersatzfunktion sein. Wer das als Kind genügend hatte, sucht es später nicht primär beim Sexualpartner und wird ihn nicht in dieser Ersatzfunktion mißbrauchen. Und so ist es mit vielem anderen auch. Wenn man sich mit jemandem seelisch sehr gut austauschen kann, braucht man den sexuellen Kontakt nicht so sehr. Ein seelisch tiefes Gespräch und vielleicht kleine Zärtlichkeiten, die nicht sexuell sein müssen, können absolut genügen. Wenn man aber diese Form des verbalen Kommunizierens nicht kennt oder nicht kann, weil man sich nicht traut, offen zu sein, oder einfach nicht formulieren kann, dann wird die Sexualität zur Ersatzbefriedigung.

Manche Menschen, die einen spirituellen Übungsweg gehen, berichten davon, daß das Interesse an der Sexualität nachläßt, bzw. sie merken, daß eine körperliche Beziehung Kräfte für die Meditation abzieht. Wie ist das zu erklären?

Das ist der entscheidende Punkt, weshalb man in früheren Zeiten das Zölibat eingerichtet hat. Die ätherischen Kräfte, die in den Fortpflanzungsorganen wirken, können, wenn sie auf der körperlichen Ebene «eingespart» werden, für die geistige Arbeit benützt werden. Es sind gewisse Überschußkräfte, die man dem Körper entnehmen kann, um sie für die geistige Produktivität zu nutzen. Wenn man sie geistig zu wenig benutzt oder nur sehr intellektuell braucht, sozusagen als Informationsspeicher und nicht wirklich schöpferisch, dann verstärkt es die Sexualität. Rudolf Steiner sagt ganz lapidar: In einem intellektualistischen Zeitalter wird der Triebdruck, die Sexualität, verschärft, wohingegen sie bei einem spirituellen Leben, wenn man diese Produktivität geistig benutzt, entschärft wird. Gerade Menschen, die spirituell rege sind, erzählen aber auch, daß ein maßvolles sexuelles Leben die schöpferischen Kräfte anregen und das spirituelle Leben unterstützen kann. Andererseits gibt es Konstitutionen, die sich sexuell mehr erschöpfen können und denen dann die geistige Überschußkraft fehlt. Ich finde es gut, daß es hier keine Regeln gibt, sondern daß jeder selbst herausfinden muß: Wie kann ich mein Kräftegleichgewicht zwischen Leib und Geist in einem für mich gesunden Maß auspendeln? Das macht dann natürlich auch die Partnerschaft zu etwas Spannendem: Wie findet man das für beide richtige Maß, und wie kann dieses Geben und Nehmen so stattfinden, daß es beiden gerecht wird? Und: Wie lernt man, «sexuelle Pausen» – aus welchen Gründen auch immer – nicht nur als Mangelerscheinung zu sehen, sondern vor allem als Chance, einmal Fragen der spirituellen Entwicklung in den Vordergrund zu rücken? Die Verlobungszeit als Zeit sexueller Enthaltsamkeit hatte auch eine positive Seite: Man lernte Geduld und das Wahrnehmen des anderen.

Leiden am Alleinsein – wie kann man damit umgehen?

Einsamkeit und Alleinleben werden oft als leidvoll erlebt. Woher kommt das, und wie kann man damit umgehen?

Das Alleinleben erlebt man nur dann als leidvoll, wenn man es noch nicht kann. Positiv betrachtet gelangt man in diese Situation, weil es im Schicksalsplan liegt, es lernen zu wollen.

Man kann sich gegen das unfreiwillige Alleinleben auflehnen und sagen: «Das ist ungerecht, ich leide darunter, ich suche jemanden!» Oder man kann sich fragen: «Warum passiert mir das, warum habe ich keinen Partner? Ist es vielleicht der Fall, weil ich das Alleinleben lernen will und es auf keine andere Weise schaffe außer so, daß ich es muß?» Ich empfinde eine solche Frage wie «Alleinleben oder nicht?» als eine reine Schicksalsfrage. Bei Schicksalsfragen muß man sich wirklich überlegen: Was ist Schicksal? Um die Frage «Sinn oder Unsinn des Alleinlebens» wirklich durchzuarbeiten, muß man sich auch einen menschenwürdigen, menschenfreundlichen Schicksalsbegriff aneignen. Ich verstehe Schicksal so, daß es nie lebensfeindlich, sondern immer lebensfreundlich ist und daß mein Schicksal nicht Zufall ist, sondern ein Stück meiner eigenen Identität, die mir zwar unbewußt ist, aber deswegen nicht weniger mein eigen. In der Anthroposophie lerne ich, daß dieses Unbewußte in der «Regie» meines höheren Ich liegt und nicht in der meines niederen, alltagsbewußten Ich. Deswegen würde ich angesichts solcher Probleme immer mich selber fragen: Warum habe ich das wohl von einer höheren, geistigen Perspektive aus, von meinem höheren Ich aus gewollt? Wenn man das unter diesem Aspekt durchdenkt, kann man es auch bejahen und sich dann sagen: «Ich will das augenscheinlich lernen, also gehe ich es aktiv an.» Vielleicht suche ich mir auch eine Lebensberatung, die mir dabei hilft. Dann kann es passieren, daß plötzlich – sobald man es gelernt hat – ein Partner auftaucht. Hilfreich ist auch, eine Motivationsanalyse zu machen, bei der man sich fragt: Warum will ich nicht allein sein? Das scheint mir der springende Punkt zu sein. Denn die Situation ist ja so: Man ist allein. Und wenn man sich jetzt fragt: Warum identifiziere ich mich mit dieser Situation nicht? Warum will ich das ändern? Warum will ich es anders?, dann hilft diese Art von Motivationsforschung auch herauszufinden, warum man allein lebt und in welcher Richtung der Sinn liegen könnte.

Meines Erachtens gibt es ein wirkliches Leiden am Alleinsein, und es gibt ein Leiden, das man darauf projiziert. Manche Singles wollen unbedingt einen Partner haben, weil sie der Ansicht sind, daß es ihnen dann grundsätzlich besser geht. Sie glauben, erst mit einem Partner würde das Leben richtig losgehen, erst dann würde es sich lohnen, die Wohnung schön zu machen, Essen zu kochen, sich nicht zu überarbeiten, die Freizeit genußvoll zu gestalten, man hätte eine bestimmte positive seelische Verfassung, und überhaupt wäre dann erst das Leben mit Sinn und Freude erfüllt. Oder sie meinen, daß bestimmte eigene Mängel, angefangen von finanziellen Problemen bis hin zu Kontaktschwierigkeiten und Depressionen, aufgehoben würden. Das ist die Haltung: Wenn im Leben das und das wäre, würde es mir besser gehen, dann würde ich etwas bewegen. Damit macht man sich aber von äußeren Dingen abhängig, zieht sich aus Entwicklungsprozessen heraus, und in Teilbereichen der eigenen Persönlichkeit bleibt man auf einer früheren Stufe des Bewußtseins stehen. Partnerschaft wird nur unter dem Aspekt angesehen, was man bekommt, daß sie eine Lösung für Probleme ist und alles besser wird. Man sieht nicht, daß sie neben allem Bereichernden auch eine zusätzliche Aufgabe ist und vielleicht sogar ein leidvoller Weg sein kann.

Hier beginnt die kritische Analyse: Warum will ich denn einen Partner haben? Mache ich mir Illusionen darüber, was dann passieren würde? In Beratungsgesprächen frage ich daher auch: Was meinen Sie, was anders wäre, wenn Sie einen Partner hätten? Wenn der Betreffende dahin kommt, daß er für seine Situation Verantwortung übernehmen möchte, und nicht nur passiv auf etwas wartet, merkt er, daß er selbst den gewünschten Zustand (was anders wäre, wenn …) erreichen kann und er niemand anderen braucht.

In der Ehe spiegelt sich eben alles: die Kindheit, das Versorgtwerden, das Angenommensein, Geborgenheit; man hat Sicherheit, der Partner kann gewissermaßen Papa oder Mama sein, man kann Verantwortung abgeben. Ein Prozeß der Selbstfindung kann stattfinden, bei dem man lernt, sozialfähig zu werden, etwa in dem Verhalten: «Wenn du das jetzt machst, dann darf ich dieses! Ich habe heute das und das gemacht, dafür mußt du jenes tun.» Es können in der Ehe pubertäre Auseinandersetzungen solcherart stattfinden, daß man sich gerade deshalb in einer bestimmten Weise verhält, um den anderen zu ärgern, unter Umständen mit ein bißchen Humor oder auch ziemlich perfide. Man «triezt» den anderen, kommt trotzdem nicht voneinander los, weil man die Sicherheit behalten will oder ein symbiotisches Verhältnis hat. Außerdem kann man in der Ehe die idealistische Jugendphase erleben, man hat ganz große Ideale miteinander und leidet dann sehr, wenn sie sich nicht so ohne weiteres umsetzen lassen. Schließlich das «Erwachsenwerden» in einer Ehe: Man orientiert sich am Ziel, an den Aufgaben, an der Verantwortung und wird immer selbstloser, man handelt nicht mehr nur für sich, nicht mehr nur für das beiderseitige Glück, sondern «für der Menschheit Heil», wie es im Ehesakrament der Christengemeinschaft heißt. Jede Partnerschaft kann auf einer dieser Stufen stehenbleiben, aber man kann unter Umständen auch alles durchlaufen und so einen Entwicklungsweg nachholen. Das ist für mich eigentlich das Schönste einer funktionierenden Partnerschaft, daß es kaum eine Entwicklungsstörung gibt, die in einer gut funktionierenden Beziehung nicht weitgehend ausheilen kann.

Eine Entwicklungsstörung eines einzelnen Menschen oder der Partnerschaft?

Ich meinte eines einzelnen. Es kommt auch vor, daß beide Partner noch «Kinder» sind, pubertär oder ähnliches. Es gibt kaum eine Entwicklungsstörung – Milieuschaden, frühkindliche Mutter-Kind-Störung, Eßstörung –, einen «Defekt» oder eine Krankheit, die nicht ausheilen kann, wenn man jahrelang in einer gut funktionierenden, von Liebe getragenen Beziehung lebt. Nichts ordnet Fehlentwicklung und Fehlverhalten im Laufe des Lebens besser als eine gute Beziehung. Frauen und Männer haben mir erzählt: Ich war früher so und so, und seit ich verheiratet bin, ist es anders, das Problem ist weg, oder es hat sich im Laufe der Ehe ausgewachsen. Man wird in der Regel physisch stabiler, seelisch belastbarer, man kann beispielsweise plötzlich mit jemandem ruhig sprechen, während sich in den Gesprächen zuvor immer sofort ein emotionaler Unterton gemischt hat. Man wird insgesamt harmonischer.

Aber das ist es doch, was sich ein Mensch ersehnt?

Ja – aber dazu bedarf es keiner Ehe oder Partnerschaft. Man kann diese Charakterbildung auch durch das Leben mit weniger nahen Menschen vornehmen und auf dem spirituellen Schulungsweg erarbeiten oder in der religiösen Versenkung. Die stabile Beziehung zu Gott oder der Realität einer geistigen Welt gibt ähnlich Halt und Orientierung wie ein Mensch. Jedem Menschen steht auf seine Art der Entwicklungsweg zum Menschsein offen.

Was kann ein alleinlebender Mensch als Beitrag für die Menschheit geben? In einer guten Partnerschaft kann man Kräfte entwickeln, die nach außen strahlen und im Sozialen wirken. Manche, gerade Frauen, leiden daran, wenn sie keine Kinder haben: Was hinterlasse ich der Menschheit? Was ist mein Beitrag für die Zukunft? Natürlich kann man sich beruflich oder sozial engagieren, aber erreicht das diese tiefere Ebene eines Lebensgefühls, wie man es in einer Lebensgemeinschaft hat?

Das hängt davon ab, wieweit man für sich einen gewissen Schicksalsbegriff ausgebildet hat, denn es gibt in dieser Situation naheliegende und fernliegende Möglichkeiten. Wenn man z.B. allein lebt und täglich einige Stunden freie Zeit zur Verfügung hat, in der man sich innerhalb einer Beziehung dem Partner zuwenden würde, dann lebt man, je nach Schicksalsbegriff, mit der Frage: Was kann ich hinterlassen? Wem kann ich diese Kräfte, diese Möglichkeiten zugute kommen lassen? Und dann entdeckt man unter Umständen in seinem Umkreis Einsatzmöglichkeiten, wo man sich mit einem echten Dienst am anderen menschlich verewigen kann. Vielleicht kann man zweimal in der Woche Kinder zu sich nehmen und ihnen Märchen erzählen oder sie versorgen, vielleicht gibt man ihnen die Möglichkeit, bei sich Klavier zu üben. So wie man praktisch für seine eigenen Kinder kulturell etwas veranlagen würde und sich dadurch verewigt, daß die Kinder durch einen viel entgegennehmen, kann man dieselbe Kapazität auch an andere in seinem Umkreis weitergeben, wenn man schaut und wirklich mit der Frage lebt: Wo und wofür werde ich gebraucht? Dann kann man in seiner sozialen Nähe viele Möglichkeiten zu sinnvollem und erfülltem Tun finden. Fernerliegende Möglichkeiten können sein, sich in Organisationen wirklich zu engagieren, etwa bei Greenpeace, indem man einen anthroposophischen Zweig gründet oder gute Öffentlichkeitsarbeit leistet und damit zu einem Kulturfaktor in der Stadt wird. Das heißt, wenn man allein ist, hat man die Freiheit, sich in einen neuen Zusammenhang zu stellen, und kann dort mithelfen, stabilisieren und mittragen.

Wenn man wirklich mit der Frage lebt, wo man gebraucht wird, bekommt man vom Schicksal eine Antwort. Es gibt nur die beiden Fragen: Was würde ich gern tun? Und: Wo werde ich gebraucht? Je jünger man ist, um so mehr fragt man: Was würde ich gern machen? Später steht die zweite Frage deutlicher an.

Noch einmal eine Frage zu den ätherischen Kräften. Wenn man durch eine gute Beziehung den ätherischen Bereich stärkt, heißt das, daß man im Alleinsein eigentlich weniger ätherische Kräfte zur Verfügung hat und sie um so bewußter für sich allein pflegen müßte – durch einen guten Tagesrhythmus, Kunst, Religion, positive Gewohnheiten usw.? Erfordert das Alleinsein mehr Pflege meines Ätherischen, als wenn man mit einem Partner zusammen ist?

Das könnte ich nicht so sagen. Wenn man zu zweit ist, hat man mitunter auch größere Belastungen zu tragen; man ist ja nicht mehr nur für sich verantwortlich, sondern auch noch für jemand anderen. Insofern bekommt man einerseits Kraft, muß aber unter Umständen, schon wenn der andere krank ist, viel mehr leisten und, wenn irgendein anderes Problem eintritt, sich mehr einsetzen. Das ist das eine. Wenn alles bestens läuft, hat man tatsächlich mehr Kraft zur Verfügung; die wird einem durch die Beziehung wie geschenkt. Wenn man allein ist, dann hängt es davon ab, wofür man sich interessiert, womit man sich verbindet. Denn man bekommt über alles, womit man sich verbindet, Kraft. Ob man in ein gutes Konzert geht, sich mit einem Menschen unterhält, für den man sich interessiert, ein Buch liest, sich mit seiner Arbeit identifiziert – durch alles, womit man sich verbindet, ist ein wechselseitiger Kräftefluß vorhanden. Insofern hängt es ganz davon ab, wie tätig man ist, wie der eigene Kräftehaushalt aussieht. Nichts schwächt einen mehr und raubt einem noch die letzte Kraft, als wenn man gelangweilt oder mißmutig seinen Job macht, wenig Interessen hat und auch noch an sich selbst leidet!

Aber so etwas kann man natürlich auch in einer Partnerschaft erleben: Der andere ist langweilig, beansprucht einen, und es kostet Zeit und Kraft. Man kann nicht sagen: Partnerschaft – mehr Kraft, Alleinsein – weniger Kraft! Jede Lebenssituation muß individuell angeschaut und das Kräftespiel beschrieben werden. Aber man kann natürlich aufzählen: Was gibt alles Kraft, wenn man allein ist, wenn man zu zweit ist? Und was raubt einem Kraft, wenn man allein ist, wenn man zu zweit ist? Hier könnte man sogar Listen aufstellen.

Alleinleben und geistige Wesenheiten

Wenn man prinzipiell beziehungsfähig ist, mit seinem Leben und seiner Umgebung sorgsam und achtungsvoll umgeht, die Voraussetzungen für eine liebevolle Beziehung hat, aber sich kein anderer Mensch zu einem gesellt – kommt in diesen Lebensraum statt dessen etwas anderes hinein? Ist ein «Gefäß» geschaffen, in dem sich geistige Wesen niederlassen können?

Das hängt davon ab, mit wem man sich in seiner «Einsiedelei» verbindet. Lebt man beispielsweise allein und hat eine liebevoll eingerichtete Wohnung mit einem ätherisch aufbauenden Klima – das heißt, die Räume werden gewohnheitsmäßig gepflegt, die Dinge haben liebevoll ihren Platz, es atmet Frische, und in solch einer gepflegten Wohnung wird regelmäßig für die Verstorbenen gelesen –, dann bildet sich eine geistige Atmosphäre, die man auch spüren kann. Ist man Lehrer und macht regelmäßig seine Lehrermeditation, dann ist der Raum erfüllt vom Geist dieser Klasse, unter Umständen auch vom Geist der Schule. Ich merke einem Zimmer an, ob darin geistig gearbeitet wird oder nicht. Gehört man einer Gemeinschaft an, deren Leitbild ein ideelles und damit ein spirituelles ist, etwa die Anthroposophische Gesellschaft oder eine Religionsgemeinschaft, dann ist das geistige Wesen dieser Gemeinschaft auch um einen selbst. So war Friedrich Rittelmeyer jemand, der immer viele Verstorbene um sich herum hatte. Er war nie allein; wo er ging, waren auch Verstorbene, die sich von seinen Gedanken und Worten ernährten. Und wenn er in der Kirche predigte, hörte nicht nur die Gemeinde zu, sondern auch eine Vielzahl von Verstorbenen.

Würde sich durch dieses geistige Eingebundensein in eine Gemeinschaft oder auch durch die Beziehung zu geistigen Wesen das subjektive Leiden aufheben?

Es gilt beides. Man kann aus seiner Situation das Beste machen und sich in geistiger Gemeinschaft wissen. Und trotzdem kann man auf der persönlichen Ebene lebenslang den Schmerz erleben, von keinem Menschen wirklich erkannt und angenommen worden zu sein. Ich möchte nicht in Abrede stellen, daß auf dieser Ebene nicht doch ein Rest von Schmerz bleibt. Das ganz Persönliche hat sich vielleicht, soweit es geht, in überpersönliche größere Bereiche geopfert, und trotzdem bleibt an einer bestimmten Stelle eine leise Wehmut oder eine Sehnsucht zurück, die sich nie hat stillen können. Diese persönliche Begegnung, wenn man wirklich in Freiheit und nicht blutsgebunden von einem Menschen erkannt und angenommen wird, ist einfach ein Geschenk des Schicksals. Es sehnt sich wohl jeder danach, und so bleibt das Mangelerlebnis, wenn es nie geschah.

Diese Sehnsucht, dieser Rest, der da bleibt, kann eigentlich nur überbrückt, sozusagen beruhigt werden, wenn man ganz persönlich eine Beziehung zu Christus findet. Er ist der einzige, der diese Sehnsucht mildern kann, weil er eine Wesenheit ist, die jeden Menschen, so wie er ist, annimmt, aber eben rein geistig, nicht physisch. Wenn es gelingt, gewissermaßen eine Stelle zu haben, wo man ganz offen sein kann, sich erkannt und angenommen weiß, ist diese «Sehnsuchtswunde» zwar nicht geheilt, aber gut verbunden und schmerzt nicht mehr.

Gibt es an dieser Stelle nur ein «Verbinden», das heißt ein Lindern, oder auch wirkliche Heilung?

Es steckt in der ungestillten Sehnsucht auch etwas von dem Schmerz, der mit dem Egoismus zu tun hat. Denn man will ja etwas haben! Insofern ist diese Sehnsucht letztlich unstillbar, weil sie mit dem Eingeschlossensein im physischen Leib und mit unserer daran geknüpften Egoismusfähigkeit verbunden ist. Dieser Egoismusschmerz heilt nur durch Christus, das heißt durch die bedingungslose Liebe zur menschlichen Entwicklung, zur «Nachfolge Christi», dem Ideal der Menschlichkeit. Wenn dieser Egoismusschmerz durch eine menschliche Begegnung heilt, dann ist es letztlich auch Er, der dies vermag, weil man mit dem anderen in Seinem Namen zusammen ist. Denn wenn die Liebe nicht wirklich ist, gibt es die großen Enttäuschungen, die dazu führen, daß man in der Beziehung noch viel einsamer und unverstandener ist, als würde man allein leben. Deswegen ist für mich die Einsamkeit in der heutigen Zeit ein Weg zu Christus. Ob man es nun als Single oder in der Partnerschaft erlebt: Einsamkeit macht einen darauf aufmerksam, daß man eigentlich Christus sucht. Einsamkeit ist mit der Sehnsucht verbunden, sich selbst in seiner Entwicklung, in seinen höheren Ich-Möglichkeiten, in seinem Zukunftsentwurf zu ergreifen.

Der Christus erscheint heute nicht mehr wie vor zweitausend Jahren in der physischen Welt, sondern er lebt in der ätherischen Welt. Was bedeutet es, wenn man heute den Weg zum Christus sucht und dort Lebensstärkung, Sinn oder vielleicht Trost erhofft?

Das Ätherische ist die Welt des Lebendigen und der Gedankentätigkeit. Man denkt mit den Ätherkräften, und Christus kann hier – in den Gedanken – leben. Daher stellt sich die Frage: Wie muß ich gedanklich Beziehung zu Christus aufnehmen, damit Er in meinen Gedanken leben kann? Ich habe mich das z.B. ganz praktisch gefragt: Welche Gedanken hat Er selber so formuliert, daß er sich mit ihnen identifiziert hat? Diese Frage – «Wie kann ich zu Ihm geistig Beziehung aufnehmen?» – hat mich zunächst zu den Ich-bin-Worten im Johannes-Evangelium geführt. Darin formuliert Er diese Sätze von Seiner Identität: «Ich bin die Wahrheit. Ich bin das Leben. Ich bin der Weg.» Oder: «Ich bin bei euch, wenn ihr einander liebt.» Da habe ich mir gesagt: Wenn Er das wirklich ist, dann muß ich das doch merken können. Wenn ich mich um Wahrhaftigkeit oder wirklich um Liebe bemühe, begegne ich Ihm dann? Und umgekehrt: Wenn ich Ihm nicht begegne, habe ich dann noch nicht richtig zu lieben gelernt oder wahrhaftig zu sein? Was mache ich denn falsch, daß ich Ihm nicht begegne?

Christus ist auch die Auferstehungskraft. Wenn ich mir diese Stimmung verlebendige, kann ich aus jeder erdrückenden Lebenslage auferstehen! Wer hindert mich denn daran? Wenn man das macht, sich beim Schopf packt und sagt: Jetzt stehe ich auf, gehe ein paar Schritte meinen Weg, dann merkt man, was das für eine Kraft ist, wie die Sorgen und die Bedrückung von einem abperlen.

Und dann erlebt man plötzlich: Man ist nicht allein. Man spürt eine ganz feine, liebevolle Nähe, ähnlich wie wenn einen ein guter Gedanke begleitet. Der hat Wärme, Licht, Kraft, da kann ich mit meinen Gefühlen und meinem Willen mitschwingen.

Das ist ein ganz konkreter Weg bis dahin, daß man Ihn auch fragen kann, wenn man in einer schwierigen Lebenssituation ist. Man sinnt dann beispielsweise nach: Wie sieht diese Situation vom Gesichtspunkt der Wahrheit aus? Oder unter dem Aspekt der Entwicklung, des «Weges». Ideale kann man befragen, wie einen Freund – woher kommt das? Weil sich durch sie *der Freund* offenbart, kundgibt. Wenn ich das tue und mich nicht nur meinem Haß, Schmerz, meinen enttäuschten Wünschen und meinen Verletztheiten überlasse, dann merke ich: Ich bin begleitet. Das ist so, wie wenn mir eine ganz liebevolle, zarte Gewissensstimme bestätigt: Du bist nicht allein – vertraue, gehe weiter.

Wenn man sich um die Beziehung zu dem Christus bemühen muß, sie aufsuchen muß – wie macht man das, und wie nimmt man es wahr?

Ich erlebe Ihn als Qualität der Gewissensstimme. Es ist so, als ob er in einem oder um einen spricht. Es äußert sich dann vielleicht so, daß man einen guten Einfall hat oder daß jemand etwas sagt, was mir sehr wichtig wird. So habe ich beispielsweise die Erfahrung gemacht, daß plötzlich, wenn ich selber mit einer Schwierigkeit gerungen und mit der Frage gelebt hatte, wie ich sie lösen könne, irgend jemand ein Wort sagte, das mich wie der Blitz traf und ich genau spürte: Das ist es! Oder ich saß in einem Vortrag und hörte in einer bestimmten Passage ganz existentiell zu und merkte: Das ist es! In solchen Augenblicken spürt man dann diese liebevolle Nähe Seiner Schicksalsbegleitung.

Es kann aber auch aus dem eigenen Inneren kommen; man wacht morgens mit einem großen Gefühl der Wärme auf, und irgend etwas hat sich gelöst. Oder man hat ein Bild vor sich, etwa wie die Sonne die ganze Nacht weitergeschienen hat, nur über einem anderen Erdteil. Das ist etwas ganz Banales, was man schon immer wußte, aber plötzlich sagt es einem etwas. Und bei solchen feinen ätherischen Berührungen spürt man: Wenn ich weiß, daß Er in der ätherischen Welt, in Gedanken, in Lebensgewohnheiten, in Berührungen und in

Beziehungen lebt, kann ich nach den Bedingungen fragen. Wie muß ich Beziehung pflegen, daß die geistige Welt daran Interesse hat und sich nicht zurückzieht? Wie muß ich mein Gedankenleben, mein Gefühlsleben, mein Seelenleben pflegen, daß es zu Seinem Wesen Beziehung hat? Dafür können einem beispielsweise die «Ich-bin-Worte» die Augen öffnen, weil sie etwas zentral Menschliches darstellen und sie jeder, völlig unabhängig von seinem Bildungsgrad, zu verstehen vermag. Christus ist nicht nur für die akademisch Gebildeten da, sondern wirklich für jeden Menschen.

Cordelia Böttcher

Ideale und Urbilder in unserer Seele

In unserer Seele leben die Bilder davon, was ein Ideal ist und worauf unsere Sehnsucht gerichtet ist. Urbilder findet man in der Bibel, in Märchen, in der Mythologie – sie beschreiben die Wahrheiten, die in unserer Seele eingeprägt sind, unabhängig von Raum und Zeit. In Gedichten, Erzählungen und anderen künstlerischen Ausdrucksformen nähern sich Menschen in ihrer individuellen Weise diesen Wahrbildern an.

Die Beschreibung solcher Urbilder und künstlerischen (Sprach)-Bilder kann Kriterien für die eigene Suche abgeben. Versteht man sie und fühlt sich durch sie verstanden, vermag einem plötzlich klar zu werden, was man selber will oder was man nicht will, was möglich oder unmöglich ist. Daraus entsteht der Freiraum für echte eigene Entscheidungen.

Das Zusammenkommen von Mann und Frau

Zum Menschen gehört es, in Gemeinschaft zu leben. Allein kann er nicht existieren. Die kleinste mögliche Gemeinschaft ist das Leben zu zweit, und das Urbild ist die Lebensgemeinschaft von Mann und Frau. Nichts anderes kommt dem Erlebnis gleich «Da ist der Mensch, den ich suche» – wie immer sich das gestaltet –, und dem Gefühl, durch den Gefundenen endlich ganz bei sich selbst angekommen zu sein bis in die tiefsten und auch unbewußten Tiefen, die mit der Körperlichkeit zusammenhängen. So wie das alle Schichten des Wesens umfaßt, so trägt es die Sehnsucht in sich, auch in allen Schichten erfüllt zu werden.

Köln, am Hof

Herzzeit, es stehn
die Geträumten für
die Mitternachtsziffer.

Einiges sprach in die Stille, einiges schwieg,
einiges ging seiner Wege.
Verbannt und verloren
waren daheim.

Ihr Dome.

Ihr Dome ungesehn,
ihr Ströme unbelauscht,
ihr Uhren tief in uns.

Paul Celan

Daß dieses Sich-Suchen und Sich-Finden von Mann und Frau ein Ererlebnis ist, das zu jedem Menschen gehört, ist einerseits banal; jeder Blick in eine Gruppe miteinander plänkelnder Jugendlicher bestätigt das aufs neue. Andererseits hat sich vieles davor- oder darübergezogen, so daß es in seiner Größe kaum noch verstanden wird. Das ist vor allem dann der Fall, wenn das körperliche Begehren so stark ist, daß die geistige oder sogar die seelische Dimension weitgehend zurücktritt. Dies kann sowohl vom Mann als auch von der Frau ausgehen. Wenn der geistige Austausch, das Gespräch, die gegenseitige Anregung im Vordergrund stehen, kommt die körperliche Erfüllung leichter als Ausdruck für die Sehnsucht des Ganz-Werdens zum Bewußtsein. Die Mitte bildet die Empfindung der begeisterten Bejahung, der Liebe und Bewunderung des anderen, die Leib, Seele und Geist zusammenfaßt.

So ist das Ideal. Manchmal ist es am Anfang da, beim Kennenlernen. Wie ein Strahlen oder auch ein ruhiges Leuchten kann man es um die Verliebten geradezu «sehen». Manchmal stellt es sich erst langsam im Verlauf eines langen gemeinsamen Weges und im Bestehen schwieriger Situationen ein. Und doch: Wie flüchtig kann es sein! Nichts schützt vor Verlust, der Krise oder der Katastrophe als nur das bewußte Erarbeiten dieses Gleichgewichtes zwischen Leib, Seele und Geist und das fortwährende Ausbalancieren der Kräfte.

Von der Suche des einen nach dem anderen handeln alle echten alten Märchen. Königstochter und Königssohn sollen zusammenfinden. Es gibt die verschiedensten Wege und auf ihnen die verschiedensten Prüfungen. Einmal muß sie der Königssohn, das andere Mal die Königstochter durchmachen. Die Märchen haben alle ein glückliches Ende: Es findet sich, was zusammengehört, das Urbild wird wahr.

In besonderer Art beschreibt diese Wege das Märchen *Fundevogel.* Fundevogel und Lenchen sind Kinder, aber was sie zu bestehen haben, ist für unzählige Menschen heute aktuell. Auf dem Wege, die Bedeutung dessen zu verstehen, daß der Mensch entweder als Frau oder als Mann inkarniert ist, sind wir wohl tatsächlich meist noch Kinder.

Es gibt eine Paraphrase dieses Märchens, die auf die Bedrohung der gefundenen Gemeinsamkeit aufmerksam macht, aber auch auf die verschiedenen Schichten des Verhältnisses von Lenchen zu Fundevogel, des Weiblichen zum Männlichen.[27]

Fundevogel?
Das bin ich.
Ich selbst.

Hoch oben im Geäst
In den Zweigen des Baums
Der Erkenntnis,
Wo der Wind kommt
Und geht, weithin,
Da fand ich,
Fundevogel,
Mich selbst,
Wie der Förster
Im Märchen
Den Knaben findet.
Und bin hinabgestiegen
Zu Marlenchen
In den Garten,
Mit mir selbst
Und habe meine Myrrhe
Samt meinen Würzen abgebrochen,
Meinen Seim
Samt meinem Honig gegessen,

Meinen Wein
Samt meiner Milch getrunken.
Und sehe nun,
Sehe mit Lenchens Augen
Die Welt.

Und, spricht sie,
Verlässest du mich nicht,
So verlasse
Ich dich auch nicht.
Da sprach ich,
Fundevogel,
Mein: Nun und Nimmermehr.

Und ich verlasse Marleneken nicht.
Auch wenn sie kommen
Mich zu vierteilen,
Zu kochen und
Zur Speise zu machen
Für alle Müßiggänger der Welt.
Die wollen mich kochen,
Wollen mich fressen,
Daß ich werde
Einer wie sie,
Schwer und ihnen,
Den Schweren,
Gemein gemacht,
Daß ich nicht mehr
Aufsteigen kann,
Von wannen ich komme.

Und ich verlasse Marleneken nicht.
Und werde zum Rosenstock
Und sie erblüht

Als Rose an mir,
Ist eine Blume zu Saron
Eine Rose im Tal.

Eine Rose
Unter den Dornen
Ist meine Freundin
Unter den Töchtern.
Und die drei Knechte
Erkennen uns nicht.
Wer ist die,
Die heraufgeht
Mit mir aus der Wüste?
Ein gerader Rauch,
Ein Geräuch aus Myrrhe,
Von Weihrauch
Und allerlei Gewürzstaub
Des Krämers?

Und ich verlasse Marleneken nicht
Nun und nimmermehr
Und werde zur Kirche.
Und sie erstrahlt
Als goldene Krone in mir,
Als Krone der himmlischen Heerscharen.

Wer ist die,
Die hervorbricht,
Wie die Morgenröte,
Den Mond unter den Füßen,
Mit der Sonne bekleidet,
Mit der Krone der Heerscharen?
Was seht ihr an ihr?
Den Reigen zu Mahanaim!

Und ich verlasse Marleneken nicht,
Erblicke
Mit Marlenekens Augen
Die furchtbare Sanne,
Die finstere Alte,
Sehe sie kommen,
Mich zu verderben,
Fundevogel zu fangen,
Zu schlachten, zu kochen.
Und ich verlasse Marleneken nicht!
Ich werde zum Wasser
Und Lenchen zur Ente,
Die schwimmt auf der Tiefe,
Die das Böse verschlingt.

Und ich
Verlasse Marleneken nicht,
Steig nicht in den Wipfel,
Flieh nicht in die Zweige.
Werd nicht ein Reh,
Ein Hirsch
Auf den Scheidebergen,
Nun nicht
Und nimmermehr.

Denn:
Wer ist die,
Die heraufsteigt
Von der Wüste,
Gestützt auf ihren Freund?
Das bist du!
Unter dem Apfelbaume,

Da fand ich,
Fundevogel,
Als ich abstieg,
Dich,
Fand Lenchen.
Und ich weckte dich.
Und ich verlasse dich nicht,
Nun und nimmermehr.

Nun hat die Frage nach dem Warum und dem Woher und letztlich auch dem Wohin von Mann und Frau die Menschen immer beschäftigt. In früheren Zeiten war es allerdings selbstverständlich zu wissen, daß Gott den Menschen geschaffen hat – so steht es ja in der Bibel oder wird in anderen Mythen erzählt. Im ersten der fünf Bücher Mose ist die wohl differenzierteste Darstellung der Erschaffung von Mann und Frau zu finden, wenn man denn genau zu lesen versteht.

Die Schöpfung der Welt wird in sieben «Tagen» geschildert, und nach Himmel und Erde, Wasser und Stein, Pflanze und Tier tritt der Mensch als «Krone der Schöpfung» aus Gottes Schaffen hervor. In der alten Lutherschen Übersetzung heißt es: «Und Gott schuf den Menschen ihm zum Bilde, zum Bilde Gottes schuf er ihn; und er schuf einen Mann und ein Weib» (1. Mose 1,27). Inzwischen ist allen Übersetzern klar, daß die exakte Übersetzung aus dem Hebräischen heißen muß: «Er schuf ihn (den Menschen) männlich-weiblich», ein Wesen also, das beide Qualitäten in sich vereint, gleichgewichtig und gleichwertig.

Im zweiten Kapitel wird dann eine zweite Schöpfung geschildert. Die gesamten Erden- und Lebensverhältnisse sind verändert, es ist wie ein neuer Anfang, der aber auf dem Vorherigen aufbaut. Hier heißt es nun: «Und Gott, der Herr, machte den Menschen aus einem Erdenkloß und blies ihm ein den lebendigen Odem ...» (1. Mose 2,7).

Wieder ist es zuerst der *Mensch,* der dann im Paradies lebt, das Gebot bekommt, nicht vom Baum der Erkenntnis zu essen, und den Tieren ihren Namen gibt. «Und Gott sprach: Es ist nicht gut, daß der Mensch allein sei, ich will ihm eine Gehilfin machen, die um ihn sei ... Da ließ der Herr einen tiefen Schlaf fallen auf den Menschen, und er schlief ein. Und er nahm seiner Rippen eine und schloß die Stätte zu mit Fleisch. Und Gott der Herr baute ein Weib aus der Rippe ... und brachte sie zu ihm. Da sprach der Mensch: Das ist doch Bein von meinem Bein und Fleisch von meinem Fleisch; man wird sie Männin heißen, darum daß sie vom Manne genommen ist. Darum wird ein Mann Vater und Mutter verlassen und an seinem Weibe hangen, und sie werden sein *ein* Fleisch» (1. Mose 2,18 und 21-24).

Im aufmerksamen Betrachten dieser alten Bilder werden Lösungen deutlich für die Rätselfrage unseres Lebens. Wenn man sich diesen ganzen Vorgang nicht plump naturalistisch oder materialistisch vorstellt, sondern als Bild für etwas, was sich noch unter ganz anderen äußeren irdischen Bedingungen abgespielt hat, dann zeigt das Bild, daß eine ursprüngliche Einheit in eine Zweiheit geteilt wurde, ein männlich-weibliches Wesen in zwei, ein Männliches und ein Weibliches, in Mann und Frau. Dabei weist das Bild der Rippe darauf hin, daß die Gefährtin, das Du, aus der Mitte des ersten Wesens genommen ist, von dort, wo die Rippen den Brustkorb bilden, der Raum gibt für Herz und Lunge, Blut und Atem als die Träger des seelischen Lebens, unseres «mittleren Menschen». Der Kopf ist «darüber», das heißt oberhalb zu denken, mit den Organen, die das Nerven-Sinnes-System tragen, Gliedmaßen- und Stoffwechselmensch «darunter», unterhalb. Diese «Teilung» des Menschen kann auf die Spur bringen, wie Frau und Mann wesensmäßig verschieden sind. Um die Richtung anzudeuten: Beim weiblichen Menschen ist die Mitte betont, sie ist die leibliche

Grundlage des rhythmischen Menschen für alles umfassende Seelische. Beim männlichen Menschen ist durch Kopf und Gliedmaßen Geist und Wille betont, Gedanken gehen rasch in den Willen, die Kräfte der Mitte treten zurück. Wie sich das im Leben zeigt, ist inzwischen vielfältig beschrieben.[28]

Hier interessiert im Augenblick die Herkunft dieser Phänomene. Sie können in dem alten Bild eine Erklärung finden, die zu vielen eigenen Beobachtungen anregen kann. Außerdem ergibt sich daraus die Erkenntnis: Wenn auch jeder Mensch sich als «ganz» erlebt, indem er Haupt, Brust und Gliedmaßen-Stoffwechsel-Bereich als leibliche Grundlage für sein geistiges Wesen hat, so kann die Vereinseitigung in Mann und Frau durch die Verbindung bis ins Physische zur Ganzheit zurückgeführt werden, zum Erlebnis *des* Menschen. «Darum wird ein Mann Vater und Mutter verlassen und an seinem Weibe hangen, und sie werden ein Fleisch sein» (1. Mose 2,24).

Dieses Bild der Bibel hat lange Zeit innerlich befriedigt, einfach als Bild. Heute müssen wir es mit dem Verstand in Gedankenformen übersetzen, um es als Urbild neu zu verstehen.

Helmuth James Graf von Moltke hat offensichtlich verstehend mit diesem Bild gelebt. Er schrieb kurz vor seiner Hinrichtung am 23.1.1945 im letzten Brief an seine Frau: «Du bist nämlich nicht ein Mittel Gottes, um mich zu dem zu machen, der ich bin, Du bist vielmehr ich selbst. ... Du bist vielmehr jener Teil von mir, der mir alleine eben fehlen würde. Es ist gut, daß mir das fehlt; denn hätte ich das, so wie Du es hast, diese größte aller Gaben, so hätte ich dem Leiden, das ich ja sehen mußte, nicht so zuschauen können und vieles andere. Nur wir zusammen sind ein Mensch. Wir sind, was ich vor einigen Tagen symbolisch schrieb, ein Schöpfungsgedanke. Das ist wahr, buchstäblich wahr.»[29]

Es ist interessant, damit zu vergleichen, wie sich die Menschen im alten Griechenland diesen Vorgang vorgestellt haben. Der Philosoph Platon berichtet in dem Dialog *Das Gastmahl* davon. Die Teilnehmer einer Tischgesellschaft beschreiben den Gott der Liebe, und der Komödiendichter Aristophanes erzählt dann einen alten Mythos, dessen Bilder nicht minder eindrucksvoll sind als die der Bibel: «Zuerst müßt ihr die menschliche Natur erkennen und ihre Leiden. Früher war nämlich unsere Natur nicht dieselbe wie jetzt, sondern andrer Art …

Damals war die ganze Gestalt jedes Menschen rund, so daß Rücken und Flanken im Kreis standen, er hatte vier Hände und ebenso viele Beine und zwei Gesichter auf kreisrundem Nacken, ganz gleiche. Und zu den zwei gegenübergestellten Gesichtern nur einen Kopf und vier Ohren und zwei Schamteile und alles andre, wie man es sich hiernach vorstellen kann. Er ging auch aufrecht wie jetzt, wohin er wollte. Wenn er aber schnell laufen wollte, so bewegte er sich, so wie die Radschlagenden die Beine nach oben herumwerfend einen Kreis beschreiben, von seinen acht Gliedmaßen getragen schnell im Kreise davon … Sie waren nun gewaltig an Kraft und Stärke und waren großen Sinnes, ja, sie legten Hand an die Götter …

Da ratschlagten Zeus und die andern Götter, was sie tun sollten, und waren in Verlegenheit … Endlich hatte Zeus etwas ersonnen, und er sagte: Ich glaube ein Mittel zu haben, wie die Menschen bestehn und doch von ihrem Übermut ablassen, indem sie schwächer werden. Jetzt durchschneide ich sie nämlich, jeden in zwei Teile … und sie mögen aufrecht auf zwei Beinen gehen. Wenn sie sich aber weiter erfrechen und nicht Ruhe halten, werde ich sie, sprach er, noch einmal entzweischneiden, so daß sie sich auf einem Bein fortbewegen wie beim Sackhüpfen. Dies gesagt, zerschnitt er die Menschen in zwei Hälften, wie man Birnen zerschneidet, um sie einzumachen, oder wie man Eier mit einem Haare zerschneidet. Und immer wenn er einen zerschnitten hatte, hieß er den Apollon, ihm das Gesicht und den halben Hals nach der Schnittfläche herumdrehen, damit der Mensch, seine Zerschneidung betrachtend, bescheidener würde, und hieß ihn, das übrige verheilen …

Nachdem nun so die Natur entzweigeschnitten war, ging sehnsüchtig jede Hälfte ihrer andern Hälfte nach, und indem sie sich mit den Armen umschlangen und sich zusammenflochten, voll Begierde zusammenzuwachsen, starben sie aus Hunger und gänzlicher Untätigkeit, weil sie nichts getrennt voneinander tun wollten …

Und so gingen sie zugrunde. Da erbarmte sich Zeus und erfand eine andere Hilfe: er versetzte ihre Schamteile nach vorn. Denn bisher hatten sie diese außen, und sie befruchteten und zeugten nicht ineinander, sondern in die Erde wie die Zikaden. So versetzte er sie nun nach vorn und machte, daß sie ineinander zeugten, das Männliche im Weiblichen deswegen, damit in der Umarmung ein Mann, wenn er mit einem Weibe zusammenkommt, zeugt und Nachkommenschaft entsteht …

Solange schon ist die Liebe zueinander den Menschen eingepflanzt, vereinend die ursprüngliche Natur, strebend aus zweien Eins zu machen und die Natur zu heilen, die menschliche.

Daher ist jeder von uns das Gegenstück eines Menschen, weil wir wie die Schollen aus einem in zweie geschnitten wurden. Ewig sucht jeder sein Gegenstück …»[30]

Diese etwas grotesken Vorstellungen vermitteln auf ihre Weise die Empfindung, daß die Kräfte, die Mann und Frau zueinanderziehen, gewaltig sind und darin Tiefen liegen, die sich dem Bewußtsein weitgehend entziehen. Bei allen Erlebnissen, durch die zwei Menschen auf wunderbare Weise zusammengeführt werden, schimmert etwas von diesen Mächten durch.

Zur Verbindung von Mann und Frau, zum Erleben des Wieder-Eins-Werdens gehört auch das Hervorbringen seinesgleichen. Wieder war es früher selbstverständlich, daß zu einer Verbindung von Frau und Mann die Kinder als Gottes Segen dazugehören; wer keine Nachkommen hatte, durfte z.B. im Tempel zu Jerusalem nicht opfern, war er auch noch so gottesfürchtig und wohltätig, wie es von Joachim, dem Vater der Maria, erzählt wird.

Eine kinderlose Ehe strahlt auch heute noch eine besondere Stimmung aus. Es ist, als ob die innere Arbeit des Paares, ihre Form des Zusammenlebens zu akzeptieren, eine besondere Substanz bildet und von dem Urbild «Ehe», das heißt dem Ganzwerden des Menschen schlechthin, etwas sichtbar wird.

Wie das Hervorbringen seinesgleichen vor der «Geschlechtertrennung» vor sich gegangen ist, beschreibt Rudolf Steiner verschiedentlich. Es genau zu referieren führt in diesem Zusammenhang zu weit. Es sei nur angedeutet, daß dieser Zustand in einer weit zurückliegenden Erdenzeit aktuell war, in der alle Lebensbedingungen gänzlich anders waren. Damals befanden sich in jedem Menschen die zwei Anteile, der Befruchtende und der Befruchtet-Werdende, der befruchtende Geist und der befruchtet werdende Stoff.[31]

Wie heißt es in der Fundevogel-Paraphrase?

Fundevogel?
Das bin ich.
Ich selbst.

Hoch oben im Geäst
In den Zweigen des Baums
Der Erkenntnis …
Da fand ich,
Fundevogel,

Mich selbst …
Und bin hinabgestiegen
Zu Marlenchen
In den Garten
Mit mir selbst …
Und sehe nun
Sehe mit Lenchens Augen
Die Welt.

Die zwei Anteile sind in die zwei Gestalten verwandelt, Fundevogel und Marleneken. Und diese verwandeln sich dann im Märchen weiter auf der Flucht vor der bösen Sanne, in der Bedrohung, die gefundene Verbindung wieder zu verlieren, das Ziel, darin wieder ganz Mensch zu werden.

Als Rosenstock und Rose verwandeln sie sich. In den Zeiten der Krise ist es oft eine Möglichkeit des Durchstehens, wenn beide Partner sich auf ihr Wesen besinnen, der Mann die tragende, in der Erde wurzelnde, holzige, dornige Kraft lebt und die Frau die sich dem Himmel öffnende schöne, «Seelenduft» verströmende Kraft. Beide ersehnen und erbitten das ja im Grunde voneinander.

Dann wird Fundevogel zur Kirche und Lenchen zur Krone darin. Braucht in Krisenzeiten die Frau nicht manchmal schützende Hülle, in der es «rein» ist, ruhig, von Höherem erfüllt, und braucht der Mann nicht ein Kleinod im Innersten, das er mit aller Kraft schützen will?

Beim persönlichen Ansturm der bösen Sanne wird Fundevogel zum Teich, Marleneken zur Ente darauf. Im Zusammenspiel der Kraft, die in große Tiefen hinabreicht, sozusagen in «abgrundtiefe» lebendige Treue, und des beweglichen Seelenwesens, das das Böse in diese Kraft hineinversenken kann, so daß es darin aufgelöst wird, ist ebenfalls ein Bild für die Überwindung von Krisen zu sehen.

Das sind Andeutungen, wie diese Bilder durchlässig gemacht werden können, so oder auch noch ganz anders, und wie sie im Besinnen in aktuelle Erlebnisse aus und mit der weiblichen oder männlichen Konstitution übersetzt werden können. Es lassen sich Paar-Gespräche zu diesen Themen denken, die äußerst fruchtbar werden können. Natürlich auch anhand anderer Märchen.

Im einleitenden Beitrag von Christine Pflug wurde es als das höchste Ziel des Menschen bezeichnet, mit seinem Alltags-Ich sein höheres Ich zu finden, unabhängig davon, ob er nun als Frau oder Mann lebt und in welcher Lebensform auch immer. Durch die Betrachtung des Menschenwesens als ursprünglich «Ganzes», das in zwei Hälften getrennt worden ist, hat sich nun ein anderer Aspekt der Menschwerdung gezeigt: Auch die Wiederverbindung von Männlichem und Weiblichem ist eine tiefe Sehnsucht und hat das Ganz-Werden als Mensch zum Ziel.

Dieser Weg ist ebenfalls voller Prüfungen – Prüfungen, die nicht weniger existentiell sind als diejenigen, die der einzelne bestehen muß, wenn er über die Schwelle in die geistige Welt schreitet. Hier sind dieselben Proben zu absolvieren, und eine entsprechende Schulung muß durchlaufen werden. Haben Ehepaare dies ein ganzes Leben hindurch geleistet, hat sich oft eine ganz neue menschliche Qualität gebildet, etwas, was das Wesen beider in sich trägt und erhöht. Es kann wie eine goldartige Substanz gefühlt werden, die sich um sie und zwischen ihnen wie eine Lebensquelle gebildet hat. Andere Menschen können sich daran orientieren, erfreuen, erwärmen, ermutigen. Wenn in der Feier einer goldenen Hochzeit die Eheleute nach fünfzig Jahren ihr Jawort wiederholen, kann man diesen Goldklang hören, der darin enthalten ist.

Dies ist wohl auch das einzige wirklich stichhaltige Motiv, eine lebenslange Ehe mit einem Menschen führen und leben zu wollen. Es ist das Bauen am Menschen der Zukunft. Jede gelungene Ehe baut daran weiter, und die Kämpfe, Überwindungen und Verwandlungen beider Partner gehören in diesen Prozeß hinein und bilden die Substanz.

Das Urbild zur Geschlechtertrennung ist das Paradieses-Bild: Adam und Eva unter dem Baum der Erkenntnis, in dem die Schlange lebt und den Menschen verführt, die Frucht zu essen.

Die «Frucht» der Geschlechtertrennung ist Erkenntnis und Liebe, aber auch «Arbeit», Schmerz und Tod (1. Mose 3,16-19). Von dort kommen alle Menschen her, der Apostel Paulus bezeichnet ihn als den «alten Adam», von dem wir alle abstammen. Dann nennt er den «neuen Adam» oder «zweiten Adam»: Christus. Auch von ihm «stammen wir ab». Nur ist das Paradox, daß dieses Abstammen aus der Zukunft kommt, nicht aus der Vergangenheit, wie beim ersten Adam, das heißt: Zu ihm streben wir alle hin. Als ein entsprechendes Bild könnte gelten: die Mutter Maria und Johannes unter dem Kreuz.

Das enthält alle Not, allen Schmerz, Tod und Auferstehung, Verwandlung, die auf dem Weg zum Menschen der Zukunft liegen.

Dieser Zusammenhang war und ist der Hintergrund für das Sakrament der Ehe: bewußtes Anknüpfen an das christliche Mysterium. Daß dies nicht «automatisch funktioniert», keine Versicherung für das Gelingen einer Ehe darstellt, ist eine Binsenwahrheit, daß es aber Kräfte für die Möglichkeit des Gelingens gibt, ist unzählige Male erlebt worden.

Dies nun auf den allein lebenden Menschen bezogen lautet: In jedem Menschen sind nach wie vor beide Anteile da, der männliche und der weibliche, auch wenn man leiblich Mann oder Frau ist. In dieser Situation geht es um die Frage, wie der jeweils zurückgetretene Teil aktiviert werden kann: wie also die Frau geistige Kraft und Konsequenz, Zielstrebigkeit, rasche Urteilskraft und Durchsetzungsvermögen in sich aufruft, als Ausgleich zur weiblichen Konstitution, wie der Mann Geduld, Umsicht, Einbeziehen aller Aspekte und pflegenden Schönheitssinn zu seiner männlichen Konstitution hinzuentwickelt – um nur die Blickrichtung anzudeuten. Vor allem alleinerziehende Elternteile werden von den Kindern vor die bewußte Erfüllung dieser Aufgabe gestellt, aber jeder Single weiß um die Wichtigkeit und Richtigkeit dieser Tatsachen.

Ich-Findung und Einsamkeit

Der Wechsel zwischen Einatmen und Ausatmen bestimmt unser Leben, ohne diesen Wechsel würden wir ersticken. Im Leiblichen ist das deutlich; daß es auch für das geistige und seelische Leben gilt, wird oft erst in einer akuten Lebenskrise offenbar. Das Ein- und Ausatmen kann sich auf Tätigkeit und Ruhe beziehen, Anspannung und Loslassen, es kann sich auf Geben und Nehmen in jeder Weise beziehen, aber auch auf den Wechsel zwischen Geselligkeit und Alleinsein. Wer in seinem Beruf viel mit Menschen zu tun hat, wird in seiner freien Zeit viel lieber allein sein und dabei zur Ruhe kommen als jemand, der den ganzen Tag allein am Computer sitzt. Die Einsamkeit suchenden Menschen sind allerdings wohl längst nicht so häufig anzutreffen wie die, die das Alleinsein fliehen. «Zu sich» kommen, mit sich selbst ins Gespräch über das eigene Leben eintreten ist eine Aufgabe, die ebensoviel Aufmerksamkeit und Geduld erfordert wie das Gespräch mit einem Partner.

Auf dem Weg zur Ich-Findung sind diese Momente aber unverzichtbar. Sie sind im Lebenslauf jedes Menschen da. Die Trotzphase des kleinen Kindes ist ein Ausdruck dafür oder solche Situationen wie die, in der ein etwa zehnjähriges

Mädchen sich aus dem eigenen Geburtstagsfest zurückzieht und im Keller allein unter einem Tisch spielt. Von der Mutter gefragt, antwortet sie: «Ich kann die vielen Kinder nicht mehr aushalten!» Selbstgewählte Mutproben bestehen Kinder gern allein, und Dinge, die man zum ersten Mal allein erledigen muß, können auch für den Erwachsenen zur Mutprobe werden. Nach bestandenem Gelingen fühlt sich dann jeder in besonderer Weise glücklich und gestärkt. Das kann so weit gehen, daß eine Frau allein die Welt umsegelt oder mit vier Kamelen allein quer durch Australien zieht. Staunend erfahren wir von solchen Unternehmungen; und wie wir das auch empfinden mögen – im tiefsten Grund der Seele antwortet etwas und bestätigt: «Ja, eine solche Reise zum eigenen Ich sollte ich wohl einmal versuchen.» Und darin ist die Erkenntnis enthalten, daß es der Weg aus der Sinnenwelt durch die Seele bis zum Geist ist.

Gottfried Benn dichtete:

Einsamer nie als im August:
Erfüllungsstunde – im Gelände
die roten und die goldenen Brände,
doch wo ist deiner Gärten Lust?

Die Seen hell, die Himmel weich,
die Äcker rein und glänzen leise,
doch wo sind Sieg und Siegsbeweise
aus dem von dir vertretnen Reich?

Wo alles sich durch Glück beweist
und tauscht den Blick und tauscht die Ringe
im Weingeruch, im Rausch der Dinge –:
dienst du dem Gegenglück, dem Geist.

Das Gegen-Glück zur Farbigkeit der Welt, der Geselligkeit, des Austauschs mit einem Partner ist der innerste, persönliche Zugang zum Geist. Er geht durch den Teil der Seele, der sich von allem Äußeren absetzen kann: der Bewußtseinsseele. Sie kann auch die eigenen Gedanken und Gefühle, Emotionen und den Willen gewissermaßen als «Außenwelt» betrachten, Abstand dazu gewinnen und dadurch offener sein für objektive geistige Gesichtspunkte. Diesen Zugang zum Geist zu finden ist elementares Bedürfnis der Seele und die Einsamkeit der Tribut, der dafür zu entrichten ist.

Robyn Davidson, die mit ihren Kamelen die australische Wüste durchquerte, beschreibt die innere Katharsis auf diesem Weg als ein großes Glücksgefühl: «Ich verbrachte eine Woche in Warburton und schwebte wie auf Wolken. Das war ein völlig neues Gefühl für mich. Soviel auf dem Trip war falsch, leer und unbedeutend gewesen und so vieles in meinem Leben davor langweilig und berechenbar, daß ich jetzt, als dieses Glücksgefühl in mir aufstieg, glaubte, in der warmen, blauen Luft zu fliegen. Mein Glücklichsein strahlte aus, färbte auf die anderen ab. Es wuchs und wurde von vielen geteilt. Und doch war in den letzten fünf Monaten nichts so geschehen, wie ich es mir vorgestellt hatte. Nichts war nach Plan gegangen, keine meiner Erwartungen hatte sich erfüllt. Es hatte keinen Punkt gegeben, an dem ich hätte sagen können: ‹Ja, dafür habe ich es getan›, oder: ‹Das wollte ich.› Im Grunde genommen war das meiste schlichtweg mühsam und ermüdend gewesen.

Aber wenn man Tag um Tag, Monat um Monat dreißig Kilometer wandert, dann ereignen sich merkwürdige Dinge. Dinge, die einem erst im nachhinein bewußt werden. So erinnerte ich mich minutiös und in Technicolor an jedes Ereignis meiner Vergangenheit und an die beteiligten Menschen. Ich erinnerte mich Wort für Wort an jedes Gespräch, das ich in meiner Kindheit mit angehört hatte. Auf diese

Weise gelang es mir, die Ereignisse mit einer Art emotionaler Distanziertheit zu betrachten, als habe sie ein anderer Mensch erlebt. Ich entdeckte Menschen wieder und lernte sie kennen, die seit langem tot und vergessen waren. Ich grub Dinge aus, von denen ich nicht mehr ahnte, daß sie existierten: Menschen, Gesichter, Namen, Orte, Gefühle, bruchstückhaftes Wissen – alles wartete darauf, untersucht zu werden. Es war ein gründlicher Reinigungsprozeß von allem Müll und Dreck, der sich in meinem Kopf angesammelt hatte – eine sanfte Katharsis. Und vermutlich konnte ich deshalb meine derzeitigen Beziehungen zu Menschen und zu mir selbst besser erkennen. Ich war glücklich. Es gibt einfach kein anderes Wort dafür.»[32]

Im Neuen Testament gibt es eine Gestalt, die durch ihr Leben eine Art Urbild hierfür geworden ist: Johannes der Täufer. Er wurde schon als Kind aus der Welt in die Obhut des Nasiräer-Ordens gebracht, lernte dort und zog sich dann für viele Jahre in die Einsamkeit der Wüste zurück (Matth. 3, Mark. 1, Luk. 3). Dort bereitete er sich durch innere Übungen darauf vor, den kommenden Christus zu erkennen. Die Taufe der vielen Menschen, die dann zu ihm an den Jordan kamen, die aufrüttelnden Worte, die er zu ihnen sprach, waren die Einleitung für den Moment, in dem er Jesus von Nazareth kommen sah, ihn taufte und sehen konnte, daß der Gottessohn in ihm Mensch wurde (Joh. 1). In der Einsamkeit der Wüste reifte in ihm diese Kraft.

Später suchten viele Menschen die Begegnung mit Christus auf entsprechende Weise: die vielen Einsiedler, die sich aus dem Leben zurückzogen, z.B. in die ägyptischen Wüsten, die heiligen Starezen in den russischen Wäldern oder auch die sogenannten «Säulenheiligen»: Menschen, die sich auf einer Säule für lange Zeit, Jahrzehnte oft, niedergelassen hatten, hoch über dem täglichen Leben. Alle Willenskraft, die sonst in den Raum geht durch Arbeiten und Sich-Bewegen, wendeten sie nach innen für den Weg zum Geist. Als Redensart, mit der man einen sehr zurückgezogenen Menschen bezeichnet, hat sich der Begriff noch erhalten.

Aus der Lebensgeschichte des heiligen Antonius, eines Einsiedlers im 2./3. Jahrhundert, erfahren wir allerdings auch, welche Prüfungen die Seele in der Einsamkeit zu bestehen hat.

Durch diese Erlebnisse vertieften Einsiedler ihre Christus-Begegnung. Christus Jesus ging nach der Taufe im Jordan ebenfalls in die Einsamkeit. Der Mensch Jesus mußte den Gott in sich verstehen lernen, Christus mußte das Wesen des Menschen von innen erfahren. Am Ende dieser Zeit, der vierzig Tage, trat der Versucher mit der dreifachen Versuchung vor ihn hin. Die Motive lernt heute wohl auch jeder Mensch kennen: Steine zu Brot machen – die Verführung des Geldes; beim Sturz von der Zinne des Tempels bewahrt zu werden – die Verführung des Ruhmes; Herrscher über die ganze Welt zu sein – die Verführung der Macht. Daß Christus diese Proben bestand, gibt heute jedem Menschen die Möglichkeit, es auch zu können.

Durch die Einsamkeit dringt die Seele zur Wesenheit des Ich, der geistigen Menschenwesenheit, vor. Das ist das Ur-Bedürfnis. Im Erleben des Ich, der eigenen, unverwechselbaren Persönlichkeit, ist kein Unterschied zwischen Mann und Frau mehr da. Auch die verschiedene Lebensreife junger und alter Menschen tritt bei einer Ich-Begegnung völlig zurück. Es ist nur noch das Erlebnis «Mensch» da. In seinem großen Gedicht über die Geistsuche sagt es Christian Morgenstern so:

Die zur Wahrheit wandern,
wandern allein.
Keiner kann dem andern
Wegbruder sein.

Eine Spanne gehn wir,
scheint es, im Chor,
bis zuletzt sich, sehn wir,
jeder verlor.

Selbst der Liebste ringet
irgendwo fern;
doch wer's ganz vollbringet,
siegt sich zum Stern,

schafft, sein Selbstdurchchrister,
Neugottesgrund –
und ihn grüßt Geschwister
Ewiger Bund.[33]

Das Wort vom «Selbstdurchchrister» läßt sich vielleicht so veranschaulichen: Die Erkenntnis des Christus ist ein Ereignis, das nur im eigenen Ich-Wesen wahrgenommen werden kann. Wenn die Sicherheit aufleuchtet, «Christus ist auferstanden», dann geschieht das nur in dem Menschen, der diese Wahrnehmung hat. Der liebste Mensch kann daneben stehen und es nicht wahrnehmen. Das Ich-Wesen der Erkennenden aber erlebt sich erfüllt und durch diese reale Begegnung in sich selbst gestärkt und vervollkommnet, bei seinem wahren höheren Ich angekommen. Der Apostel Paulus schreibt den Menschen in Kolossae von diesem Geheimnis: «… ihr seid gestorben und euer wahres Leben und Sein ist mit Christus vereinigt und verborgen in der geistigen Welt. Wenn aber der Christus, der unser wahres Wesen trägt, vor die Anschauung treten wird, dann wird mit ihm auch euer wahres Wesen im Geisteslicht zur Offenbarung kommen» (Kol. 3,3–4, Übersetzung von Emil Bock).

Die Prüfungen des Lebens: Feuerprobe, Wasserprobe, Luftprobe

Die Sehnsucht, sich selbst zu finden und in sich selbst zu ruhen, hat zahlreiche Aspekte; in vielen Schritten wird dieser Weg zu sich selbst gegangen, viele Schichten werden dabei aufgedeckt, und Prüfungen sind dabei zu bestehen. Der Abschluß von Studien oder einer Ausbildung wird durch eine Prüfung dokumentiert, vom Führerschein bis zum Staatsexamen, und das Bestehen gibt dem Geprüften die Sicherheit, in einem Beruf, einer Tätigkeit wirklich stehen zu können. Man kann das als die weltliche Form der Prüfungen ansehen, die in früheren Zeiten in den Mysterienschulen von denjenigen durchzumachen waren, die zu den Erkenntnissen der geistigen Welt, zur Einweihung aufsteigen wollten.

Die Prüfungen, die das Leben selber immer wieder aufgibt, haben eine besondere Dynamik, und es ist möglich, sie im Grundzug auf dem Hintergrund der alten Mysterienprüfungen zu charakterisieren.

In der Einsamkeit der Wüste hatte Robyn Davidson erfahren: «Ich fand Menschen meiner Vergangenheit wieder, und meine Gefühle ihnen gegenüber klärten sich. Ich lernte, daß Liebe das Bestmögliche für die Menschen will, die dir am Herzen liegen, selbst wenn du dich damit ausschließt. Ich erkannte, daß ich früher Menschen besitzen wollte, ohne sie zu lieben, und daß ich sie jetzt lieben und ihnen das Beste wünschen konnte, ohne sie zu brauchen.»[34]

Was sich alles an Vorstellungen und Wünschen vor diese Erkenntnis gestellt hatte, schmolz weg, die Verhältnisse zeigten sich so, wie sie sind. Dieses Erlebnis kann in den verschiedensten Formen erfahren werden, in der Einsamkeit, zwischen Menschen oder auch in bezug auf die Natur. Der Schleier des Sichtbaren verschwindet, und das eigentliche geistige Wesen zeigt sich. Das Wesentliche trennt sich vom Unwesentlichen. In den Mysterien hat man das mit inneren

Feuererlebnissen bezeichnet. Die «Feuerprobe» führte den Schüler zur Anschauung der geistigen Wirklichkeit.

Eine weitere Prüfung besteht für viele Menschen darin, daß sie ratlos vor der Tatsache stehen, daß vieles, was aus der Tradition der Familie oder der Gesellschaft stammt, nicht mehr trägt. Einerseits verändern sich die äußeren Umstände und Notwendigkeiten fortwährend, zum anderen kann nicht mehr akzeptiert werden, daß etwas geschehen soll, bloß weil es immer so war. Der tragende Grund der selbstverständlichen Übereinkunft, «dieses ist so», «das wird so gemacht», ist an vielen Stellen nicht mehr da. Das dazugehörende innere Erlebnis ist, daß der Boden nachgibt, daß man plötzlich wie auf Wasser gehen soll, das heißt, daß der Gehende sich aus eigener Kraft halten muß. Die Gründe für das Handeln aus der freien Einsicht in die Notwendigkeiten dieser bestimmten Situation müssen aus dieser selbst kommen. Früher nannte man das die «Wasserprobe».

Und noch eine dritte Prüfung ist zu erfahren. Selbst wenn es gelingt, eine Lebensaufgabe nur aus den Anforderungen dieser Situation zu greifen, eine «künstlerische» Idee dazu zu bekommen, ist es oft nicht möglich, das sogleich umzusetzen. Es muß erst die rechte Stunde, ja der rechte Moment da sein. Sehr oft wird erst, nachdem dieser Augenblick verpaßt ist, klar, daß inzwischen alles wieder völlig anders ist und die schöne Idee nicht mehr zündet. Das geistesgegenwärtige Ergreifen des richtigen Augenblicks ist das Ziel der Übungen für diese dritte Probe, die «Luftprobe».

Rudolf Steiner bezeichnet diese drei Proben in der Schrift *Wie erlangt man Erkenntnisse der höheren Welten?* als notwendig, um auf dem Weg in die geistigen Welten voranzukommen, beschreibt aber auch, daß das Leben einen zu diesen Proben führen kann.[35] Wir sehen, daß die entscheidenden Entwicklungen in unserem Leben diese Proben herausfordern, und können in unserer Unsicherheit, in den Verlusten, der Trauer, Vereinsamung, Auflehnung und Frage eine neue Art von Sicherheit und Zuversicht bekommen, wenn uns zum Bewußtsein kommt, daß diese Proben zu jeder Weiterentwicklung dazugehören.

Im Zusammenhang mit der «Feuerprobe» schreibt Rudolf Steiner: «Das Ziel aber ist, daß sich der Kandidat durch die Erkenntnis der höheren Welten größeres und wahreres Selbstvertrauen, höheren Mut und eine ganz andere Seelengröße und Ausdauer erwerbe, als sie in der Regel innerhalb der niederen Welt erlangt werden können.»[36] Wer die Lebensproben bewußt durcharbeiten konnte, wird das auf seine Weise für sich bestätigen können.

Ingrid Ruhrmann

Alleinerziehen – auch eine Kunst? Briefe an Jette

1

Liebe Jette,
Du schreibst, es gehe Dir zur Zeit nicht gut, Du würdest viel über Deine Kindheit, die Trennung Deiner Eltern nachdenken. Ich schaue im Moment auch oft zurück auf die Zeit, als meine Kinder noch klein waren, auf die Trennung, darauf, wie wir zu dritt gelebt haben, den Abschied von unserem Bauernhaus, unseren beiden Ziegen, dem Igel, dem Bauerngarten, dem Erdbeerbeet ... Erinnerst Du Dich noch an die Sonnenuntergänge über dem See?

Jetzt nehme ich Abschied von meinen Kindern. Noch bange ich, ob ich ihnen genug mit auf den Weg gegeben habe, ob es sich die Waage hält mit all dem, was ich ihnen nicht geben konnte. Unter der Bangigkeit und Traurigkeit des Abschieds ist Ruhe: Sie werden die Kraft haben, das, was ich ihnen nicht geben konnte, die «Löcher» ihrer Kindheit, selber zu bearbeiten.

Könnten wir uns Briefe schreiben, Jette, uns gegenseitig Anstöße geben? Ich hatte jahrelang keine Zeit mehr, Briefe zu schreiben, es wäre schön, damit wieder anzufangen!

Briefe einer alleinerziehenden Mutter an ihre alleinerzogene Nichte. Was hältst Du davon?

Herzliche Grüße,
Deine Tante

2

Liebe Jette,
Du fragst mich, wie es mir ergangen sei, als ich dreißig Jahre alt war, so wie Du jetzt. Damals wußte ich gerade, daß ich zum zweiten Mal schwanger war, und hielt den Atem an: Schaffe ich es allein mit zwei Kindern? Eine kleine Tochter. Eine kleine Tochter – wie gut! Hat sie mich als Mutter ausgesucht? Hat sie sich auch nicht geirrt? Ich dachte, ich kann ihr so wenig bieten.

Jahre zuvor hatte ich in einem Vortrag von Steiner gelesen: «Kinder suchen sich lange vor ihrer Geburt ihre Familie und ihre Mutter aus, den Vater sehen sie durch die Augen ihrer Mutter.» Es hatte mich wie ein Schlag getroffen. Da ich mich weigere, so etwas einfach zu glauben, ohne es an der Realität zu prüfen, habe ich es als provokative Frage angenommen.

Ich soll mir meine strenge Mutter, mit ihren hehren moralischen Grundsätzen, denen ich nie genügte, ausgesucht haben? Ich spielte innerlich viele Kindheiten mit anderen Müttern durch. Mit den Müttern meiner Freundinnen und Freunde. Mit einer Mutter stand ich gleich in der Küche. Sie mochte gerne kochen; ich sehe in der Erinnerung, wie ihr Mann viel zu spät zum Essen nach Hause kommt, sie fragt vorsichtig nach dem Grund und erträgt wortlos seine Zurechtweisung. Warum läßt sie sich das gefallen? Nein, das ist nicht meine Mutter, auch wenn ich sie sehr gerne mag.

Eine andere Mutter ist immer sehr modern gekleidet und legt großen Wert auf Stöckelschuhe mit Pfennigabsätzen, ein perfektes Make-Up, eine schicke Frisur. Ihre Tochter ist genauso schick. Wie schön wäre es, von allen beneidet zu werden, so eine schöne junge Mutter zu haben. Aber ich – in den Kleidern ihrer Tochter, in denen ich mich nicht bewegen kann? Nein, das ist auch nicht meine Mutter.

Ich habe für mich innerlich viele Mütter durchgespielt, und mir ist klar geworden, was ich an meiner ‹alten Dame› habe: wieviel Eigenständigkeit sie mir vorgelebt hat – meine Mutter mit Haarknoten und Schnürschuhen – und wieviel Energie ich entwickeln mußte, um neben ihr stehen zu können. Ohne diese Energie hätte ich keine Kraft für *mein* Leben gehabt. Sie ist genau die richtige für mich! Meine Tochter hat mich ausgesucht. Ich will versuchen, sie nicht allzusehr zu enttäuschen. Ob es mir gelingen wird?

Hast du schon einmal überlegt, wie Du zu Deiner Mutter paßt, wie Du durch die Augen Deiner Mutter Deinen Vater gesehen hast und warum Du mehr Kontakt zu unserer Familie hast, zur Familie Deines Vaters, obwohl Du bei Deiner Mutter aufgewachsen bist?

Ich denk an Dich,
Deine Tante

3

Liebe Jette,
Deine Mutter hatte sich in Deinen Vater verliebt. Hat sie sich schwach gefühlt? Ich glaube ja. Hat sie gedacht, Dein Vater sei stark? Ich glaube ja. Welche Quelle von Mißverständnissen.

Eine empfindsame Frau und ein empfindsamer Mann ziehen sich an, verlieben sich. Beide sind leicht verletzlich, aber zeigen es dem anderen nicht, sagen nicht: «Ich bin ganz hilflos», wenn sie verletzt sind. Sie schlagen zurück aus Notwehr. Du weißt, wie stark wir werden können, wenn wir uns unterlegen fühlen, wir schlagen mit voller Kraft zu. Der andere erlebt nicht unsere Not, sondern nur unsere Kraft. Er fühlt sich unterlegen, sammelt alle seine Kräfte, um zurückzuschlagen, und so kann es immer hin und her gehen.

Nun kommt noch ein Kind dazu in seiner ganzen Hilflosigkeit. Es schreit, es schreit laut, es will sich nicht beruhigen lassen. Die Mutter weiß nicht, was ihm fehlt. «Als Mutter muß ich doch wissen, was meinem Kind fehlt», denkt sie. «Bin ich keine gute Mutter?» Schreit sie ihr Kind an aus Notwehr, aus Hilflosigkeit, wird die Empfindsamkeit weitergereicht? Wie würde es der Mutter gehen, wenn sie in den einen Arm ihre eigene Hilflosigkeit nähme und in den anderen Arm ihr Kind und zu beiden beruhigend spräche? Wenn sie nicht denkt, sie muß normal sein.

Ich denke, die Empfindsamen können nicht normal sein wie alle anderen. Das ganz Normale kann schwer für sie sein; wenn sie das aber akzeptiert haben, stellen sie erstaunt fest, daß ihnen Dinge leicht fallen, für sie einfach sind, an denen andere fast zerbrechen.

Kennst Du das auch?

Deine Tante

4

Liebe Jette,

was wäre geschehen, wenn Dein Vater geblieben wäre? Hätte er Dir ein anderes Urbild von «Mann» vermittelt als durch seinen endgültigen Rückzug? Wäre Euer Familienleben von seinen vielen kleinen Rückzügen bestimmt worden? Hätte Deine Mutter Dir als Ehefrau etwas anderes vorgelebt? Ob Du je Geschwister gehabt hättest? Es gibt so viel Aufregung über alleinerziehende Mütter oder Väter. Ist es nicht ebenso unnatürlich, als einzelnes Kind mit zwei Erwachsenen zu leben? Was hätte sich für Dich geändert, was wäre ähnlich geblieben?

Kann ein Vater, der weggeht, noch Vater sein? Gehört zum Vatersein nicht das Alltägliche, Kleine, Aufreibende, Schöne, Langweilige, Ungekämmte? Was ist eigentlich Vaterliebe? Ich sorge für dich, schütze dich – aber du mußt, wenn ich dich lieben soll, so sein wie ich! Kann ein Vater, der seine Kinder nicht schützen und versorgen kann, überhaupt väterliche Anforderungen stellen?

In einem Seminar, das ich mit alleinerziehenden Müttern und einem alleinerziehenden Vater geleitet habe, wurde uns im Gespräch klar, daß Mütter und Väter verschiedene Qualitäten mitbringen. Den Müttern fiel eher leicht: die Kinder im Alltag zu versorgen, zu improvisieren, wenn das Leben anders als geplant verläuft, die Kinder anzunehmen, wie sie nun einmal sind, und den Kindern zuliebe eigene Wünsche zurückzustellen. Als väterliche Qualitäten arbeiteten wir heraus: die Kinder vor der Außenwelt schützen und für finanzielle Sicherheit sorgen können. Väter geben Strukturen vor, setzen auch Grenzen, stellen Anforderungen an die Kinder und entdecken mit ihnen die Welt. Wir stellten fest, daß es unseren Kindern gut bekommt, wenn wir ihnen Mütterliches und Väterliches bieten können. Uns Müttern wurde deutlich, daß schon in der Trennungsphase ein strukturierter Alltag und klare, wohlwollende Grenzsetzungen unseren Kindern wieder Sicherheit und Wohlgefühl geben. Der an dem Seminar teilnehmende Vater stellte fest, daß er lernen muß, mit seiner Tochter zu Hause zu sein, ihr zuzuhören, mit ihr zu kochen, ohne bestimmte Pläne einfach da zu sein.

Was fehlt Dir, weil Du ohne Deinen Vater aufgewachsen bist? Lebst Du nach den Lebensprinzipien Deines Vaters, um ihm die Treue zu halten? Kannst Du Dir jetzt selber Vaterliebe geben? Deine Grenzen wahren, sie gelassen verteidigen, weil Du weißt, daß Du stark bist? Kannst Du Dir im Beruf eine finanzielle Basis schaffen, oder mußt Du diesen Schutz immer noch von Deinem Vater fordern?

Ich bin gespannt auf Deine Antwort,

Deine Tante

5

Liebe Jette,

heute abend habe ich den Brief an Dich eingesteckt, und er beschäftigt mich noch. Es ist dunkel und ganz still. Ich sitze an meinem Schreibtisch und spüre, wie sehr ich als Kind meine Eltern geliebt habe. Daß ich nicht ertragen konnte, wenn es ihnen schlecht ging. Ich wollte ihnen helfen, wollte alles für sie tun. Als Kind habe ich geglaubt, ich könnte ihnen helfen. Ich habe mich gleichzeitig wichtig und großartig, ohnmächtig und verloren gefühlt. Heute weiß ich, ich konnte ihnen nicht helfen. Erwachsenenprobleme wiegen viel zu schwer für Kinder. Mein guter Wille war ganz umsonst.

Wie können Eltern vermeiden, daß ihre Kinder meinen, ihnen helfen zu müssen? Indem sie es sich gut gehen lassen? O ja, aber es wird nicht immer möglich sein. Entlastet es die Kinder, wenn sie erleben dürfen, daß gute Freunde den Eltern zur Seite stehen? Während ich das schreibe, wird mir klar: Paare sind genauso auf Freunde angewiesen wie Alleinerziehende. Eltern geht es oft gleichzeitig schlecht, wenn sie Streit haben, wenn sie Sorgen um ihre Kinder haben. Dann fehlt ihnen der Abstand zu den Problemen.

Warum sind Freunde so unersetzlich? Freunde können einen klaren Blick auf die Situation werfen und können mir für das die Augen öffnen, was ich selbst nicht anschauen mag. Sie können mir helfen, meine Rolle deutlicher zu sehen, und mir bewußtmachen, daß ich im Moment einem anderen die Verantwortung für alles Schlechte zuschiebe.

Nach einer Trennung – wenn die Mutter den Vater für alle Wut und Trauer verantwortlich machen will – würden gute Freunde sagen: «Du bist immer noch mit seinem Leben beschäftigt. Ihn kannst du nicht ändern, was willst *du* machen? Was kannst du in dieser Lebenslage verantworten?»

Jette, heißt das, Kinder versuchen aus Liebe zu ihren Eltern dort Verantwortung zu übernehmen, wo die Eltern sie nicht übernehmen? Als Erwachsene können sie begreifen, daß sie versucht haben, etwas zu tragen, was viel zu schwer für sie war. Mich erstaunt, wie erleichtert die Eltern sind, wenn die Kinder eines Tages ihnen ihre Probleme wieder «zurückgeben». Die Eltern wollten gar nicht, daß die Kinder so schwer für sie tragen. Sie haben es als Eltern nur nicht besser gekonnt. Eltern sind so unfertig!

Ob Du verstehen kannst, was ich meine? Ich bin betroffen, wie schwer Du noch an den «Päckchen» trägst, die Deinen Eltern gehören. Was würde passieren, wenn Du sie wieder abgibst?

Deine Tante

6

Liebe Jette,

hast Du Dir auch die Schuld gegeben, daß Deine Eltern sich nicht verstanden haben, daß sie sich getrennt haben? Wieso fühlen sich kleine Kinder schuldig, wenn ihre Eltern sich nicht vertragen? Daß Kinder, die mißbraucht werden, sich dafür die Schuld geben, kann ich immer wieder in meiner Arbeit erleben. Wieso geben sich Kinder die Schuld? Rudolf Steiner sagt, die Kinder brauchen, um leben zu können, das Gefühl, ‹die Welt ist gut›, ‹die Welt ist schön›. Wenn ein Kind, das ganz auf seine Eltern angewiesen ist, sich eingesteht, die Welt um mich herum ist nicht gut, müßte es sterben, es würde seine Lebensgrundlage verlieren. So muß es sagen: Die ‹Welt›, meine Eltern sind gut. Dann muß folglich mit mir etwas nicht stimmen, ich bin nicht gut. So kann das Kind sich weiter sicher fühlen und weiterleben.

Wenn ich als Erwachsener diese Dynamik verstehe, kann ich sagen: «Ich bin gut, wie ich bin, meine Eltern sind schuldig, ich verachte sie.» So sind die Eltern «falsch», und ich bin «richtig».

Ich arbeite mit Eltern und sehe, wie sie alle versuchen, ihr Bestes zu geben. Sie können es nicht besser. Kann ich als Erwachsene auch sagen: «Meine Eltern haben ihr Bestes getan, sie haben mir gegeben, was sie konnten, den Rest, das, was gefehlt hat, schaffe ich selber»? Ich kann mich von meinen Eltern verabschieden, eine Weile traurig sein und meinen Weg finden.

«Schuld bindet ewig, Trauer macht frei» (Alice Miller).

Mir hilft es, wenn ich mir meine Vergangenheit wie durch verschiedene Fenster anschaue – ich betrachte mich wie eine Fremde. Was passiert zwischen den Menschen und mir? Wie verändern sich die Zwischenräume durch mich? Welche Verhaltensweisen rufe ich bei den anderen hervor? Was wird bei mir hervorgelockt?

Was könnte kleinen Kindern helfen, in einer Trennungsphase ihre Schuldgefühle möglichst gering zu halten? Hilft es, wenn die Eltern auf die Zwischenräume schauen: Was löst der andere in mir aus, was löse ich bei ihm aus? Wenn sie sagen: «Ich habe Angst, wenn du so schreist», anstatt dagegenzuhalten: «Du bist gewalttätig und gemein!» Wenn sie sagen: «Ich weiß nicht, ob ich es aushalten kann, dich in der nächsten Zeit zu sehen», anstatt zu drohen: «Die Kinder wirst du nicht sehen, dafür werde ich sorgen!»

Könnten die Kinder dann erleben: Niemand ist böse, alle sind traurig, alle dürfen sein, wie sie sind? Könnten sich die Jungen weiterhin mit ihrem Vater als Männer fühlen und nicht als Untiere oder Versager? Dürften die Mädchen sich weiterhin mit ihren Müttern als Frauen fühlen und nicht als Hexen oder arme Opfer? Ist es zu schaffen? Können die Eltern so erwachsen sein, oder werden sie selber ganz klein in ihren Ängsten? Brauchen sie die Wut und die Vorwürfe, um ihre Angst und ihren Schmerz zu betäuben? Verwunden sie ihre Kinder, wenn sie wie Ertrinkende um sich schlagen? Brauchen die Kinder Wunden, um später empfindsam zu sein?

Du bist empfindsam, Jette – wozu mußt Du es sein?

Deine Tante

7

Liebe Jette,

wie sind diese empfindsamen Kinder? Ein Mädchen findet ihre Mutter am Tisch. Sie schaut nicht auf, ihre Hände hängen herab. Das Kind schleicht sich aus dem Zimmer und holt Erdbeeren, dicke, leuchtende Früchte, stellt sie vor die Mutter hin. Dasselbe Mädchen findet eine Schnecke bei den Erdbeeren, baut eine feste Steinmauer um das Tier, holt saftige Blätter, tupft auf die Hörner. Plötzlich tritt sie fest zu – wie sieht die Schnecke ohne ihr schützendes Haus aus? Sie atmet tief durch, bettet die Schnecke in Rosenblätter, streut sachte Erde darüber. Kann ich mir ein Schneckenhaus bauen und mich zurückziehen, wenn jemand mich grob antupft, und meine Weichheit zeigen, wenn der andere mich nicht erschreckt? Werde ich zu einer fauchenden Schlange, wenn jemand nur den Fuß hebt ... um weiterzugehen?

Wie kann ich meinen Raum wahren, meine Königswürde darin, ohne den Raum des anderen erobern zu wollen? Ist Angriff die beste Verteidigung? Schlagen Empfindsame besonders hart zu, um ihre Hilflosigkeit zu schützen? Wirken sie deshalb oft so stark und machen dem anderen Angst, verletzen dessen Würde? Du weißt, wie stark ein kleiner Junge in Notwehr wird – er hat Überlebenskraft.

Manche Empfindsame ziehen sich auf ihre Burg zurück, die Zugbrücke fest angezogen – nicht erreichbar, demonstrieren sie Macht, einsame Macht. Was wäre, wenn Empfindsame sagen würden: «Vorsicht, du tust mir weh.» «Hör auf, ich bin ganz hilflos.» «Ich fühle mich ganz fremd, laß mir bitte etwas

Zeit.» «Wie geht es dir? Willst du jetzt mit mir sprechen? Habe ich dich verletzt? Ich habe nicht gedacht, daß ich Dich überhaupt verletzen könnte, ich fühle mich immer so unwichtig.»

Könnten die Empfindsamen die Fragenden werden, die nach der Zukunft fragen, die die Zukunft in die Welt hineinfragen?

Was willst Du, Jette, warum willst Du da sein?

Ich drücke dich ganz fest,

Deine Tante

8

Liebe Jette,

Du schreibst, meine letzten Briefe, die fast gleichzeitig bei Dir ankamen, hätten viele Saiten in Dir angeschlagen. Du fragst Dich, was es mit der Verachtung auf sich hat – ob Trennung nicht die Folge mangelnder Achtung sei. In meiner Beratungsarbeit sehe ich, wie Kinder versuchen, dem die Treue zu halten, den die meiste Verachtung trifft. Die Treue halten heißt, den anderen nicht vergessen, ihm nacheifern, so werden wie er. Diese Kinder sind wie abgeschnitten von ihrem eigenen Lebensimpuls.

Warum verachte ich? Was habe ich davon? Ich spüre meine Hilflosigkeit nicht. Ich spüre nicht mehr, wie traurig ich bin. Ich spüre nicht die Angst, die ich vor dem anderen habe. Wenn ich verachte, verlasse ich den gemeinsamen Boden, steige einige Stufen höher und schaue von dort herab. Ist Verachtung Selbstbetrug?

Ich warte auf Deine Antwort,

Deine Tante

P.S.: Ich habe gerade versucht, die Verachtung gegen jemanden aufzugeben. Es ist, als wenn ich schrumpfte, dann wie in einem warmen Frühlingsregen stünde – etwas begossen, aber bereit, zu wachsen.

9

Liebe Jette,

Du schreibst, einige meiner Fragen hätten Dich getroffen, Du würdest sie jetzt mit Dir herumtragen. Was machen diese Fragen mit Dir? Ich trage immer einige Fragen mit mir herum.

Vor vielen Jahren las ich in einem Vortrag von Rudolf Steiner, gut wäre es, die dritte Lösung zu suchen. Ist diese dritte Haltung die Fragehaltung, die ihre Antworten durch genaues Beobachten gewinnt? Durch das Beobachten der Wirklichkeit, indem man sich beispielsweise fragt, wie mein Kind am Nachmittag spielt, wenn ich ihm in der Mittagspause klare Grenzen gesetzt habe?

Als Du ein Kind warst, lasen alle Eltern *Summerhill* – den Klassiker über antiautoritäre Erziehung. Wir hatten damals das Gefühl, so wäre es richtig – Kinder wüßten, was gut für sie ist. Nur nicht eingreifen! Wir hatten damals die feste Vorstellung, keine feste Vorstellung von Erziehung haben zu dürfen. Wenn ich eine Vorstellung habe, weiß ich, was richtig ist, und muß nicht beobachten, welche Wirkung mein Verhalten hat. Hast Du Erinnerungen an Deine Zeit im antiautoritären Kinderladen?

Über meine Summerhillbegeisterung hatte sich kurz danach die Waldorfpädagogik gelegt, die Erkenntnis, daß Kinder einen verläßlichen Raum brauchen, feste Gewohnheiten beim Aufstehen, Essen, Schlafen, die Gewißheit, daß jedes Spielzeug an seinem Platz ist. Ich bemühte mich. Die «Waldorfkinder», die ich kannte, spielten vergnüglich und sahen sehr zufrieden aus. Meine Bemühungen wurden immer mal wieder von einer Welle antiautoritären Chaos erfaßt. Ich konnte und wollte mich nicht umkrempeln, sondern Schritt für Schritt einen neuen Weg gehen.

In dieser Unvereinbarkeit der Erziehungsmodelle entwickelte sich meine Fragehaltung. Ich stellte mir täglich die Frage: Wer ist da zu mir gekommen? Wie macht ein Kind die ersten Schritte? Geht es plötzlich los, ehe es sicher ist, fällt oft hin, steht wieder auf? Oder krabbelt es wieder, nachdem es einmal hingefallen ist, und geht erst, wenn es sich seiner Sache ganz sicher ist? Ich finde bei meinen Kindern diese grundverschiedenen Lebenshaltungen bis heute wieder. Du kennst sie ja, Jette, was meinst Du?

Wie wollen sie an die Welt herangehen, *was* wollen sie tun? Wählen sie einen Beruf, in dem sie Risiko eingehen, Niederlagen hinnehmen müssen, oder einen, in dem jeder Schritt sitzen muß, um den nächsten vorzubereiten? Wollen sie ihre Begabung nutzen und ausbauen oder eine Einseitigkeit überwinden und sich üben, wo sie nicht begabt sind?

Ich muß aufpassen, sie nicht zu ent-mutigen. «Das hast *du* schön gemacht», höre ich mich zu einer Zeichnung sagen, lausche meinen Worten nach. Lob und Tadel – ist es ermutigend, wenn ich mein Urteil abgebe? Beim nächsten Bild freue ich mich über die Blumen. Wir schauen gemeinsam die Zeichnung an. «Wer ist das?» frage ich. Ist das Ermutigung?

Ich habe immer mehr Fragen, je älter ich werde.

Deine Tante

P.S.: Deine Großmutter hat vor einigen Jahren, als sie mir zuschaute, gesagt: «Das, was Vater und ich dir ständig versucht haben abzugewöhnen, dieses geniale Chaos, diese Art, einiges gleichzeitig zu machen, das brauchst du jetzt. Ordentlich und langsam könntest du die Anforderungen, die dein Leben an dich stellt, gar nicht bewältigen. Wie gut, daß wir nicht geschafft haben, dir das abzugewöhnen.»
Mir wird ganz warm ums Herz, wenn ich Dir diese Worte schreibe.

10

Liebe Jette,

Du fragst mich, ob ich wirklich so ohne Netz und doppelten Boden mit meinen Kindern gelebt hätte. Du habest nie den Eindruck gehabt. Siehst Du einem Jongleur an, wie schwer Jonglieren ist? Besonders mit Geld und Zeit habe ich jongliert.

Auf Unterhalt hatte ich verzichtet, ich konnte mich noch nicht genug wertschätzen, sagen: «Das steht mir zu.» Ich sah auch, wieviel Kraft andere Frauen ohne Erfolg auf ihre Unterhaltsforderungen verwandten. Heute streckt das Jugendamt Geld vor; das hätte mir damals geholfen. Ich wollte es allein schaffen und habe selten die Großeltern um Hilfe gebeten. Zwei Paar Winterstiefel für die Kinder konnten mich in Krisenstimmung versetzen. Wenn ich unser Budget durchrechnete, konnte unser Geld nie reichen. Aber es hat doch gereicht! Wenn mich die Kauflust packte, war mein Konto sofort in den roten Zahlen. Für Geigen- und Reitstunden war Geld da. Freunde, die mit sehr wenig Geld fünf Kinder großgezogen haben, erlebten das gleiche. Geld scheint auch eigenen Gesetzen zu unterliegen. «Mutter», fragte mich mein Sohn mit elf Jahren, «warum sind wir nicht arm wie andere Leute, obwohl wir kein Geld haben?» Leider habe ich nicht geschafft, meine Geldsorgen für mich zu behalten. «Du sagst immer, dafür haben wir kein Geld. Maries Mutter sagt: ‹Das brauchen wir nicht.› Marie weiß gar nicht, was Geld ist», meinte meine Tochter.

Deine Mutter gehört zu den wenigen Frauen, die regelmäßig Unterhalt bekommen hat. Bist Du in die finanziellen Auseinandersetzungen Deiner Eltern hineingezogen worden?

Morgen schreibe ich weiter. Schlaf gut, gute Nacht!

Deine Tante

P.S.: Weißt Du, daß Deine Mutter und ich von der Gesellschaft bestraft werden, weil wir unsere Kinder allein großziehen? Alleinerziehende werden in Steuerklasse Zwei eingestuft – wie verheiratete Paare *ohne* Kinder.

II

Liebe Jette,
wenn unser finanzielles Netz auch weitmaschig war, so war unser soziales Netz um so enger geknüpft. Du kennst ja unsere Wahlverwandten: an erster Stelle die, mit denen ich jahrelang gewohnt und mir eine stabile Vertrauensbasis erstritten habe. An zweiter Stelle die Verknüpfungen durch die Kinder selber, durch langdauernde Kinderfreundschaften. Meine Kinder hatten immer ein oder zwei «Ersatzfamilien», dort durften sie sein, spielen, essen, manchmal schlafen. Ihre Freunde kamen auch gerne zu uns und fühlten sich zu Hause. Wir Eltern knüpften ebenfalls Kontakte, manchmal entstanden Freundschaften. Ich mochte fast alle Freunde und Freundinnen meiner Kinder gerne und verfolgte ihre Entwicklung mit Interesse. Wir Eltern machten uns auch auf eigenartige Verhaltensweisen unserer Kinder aufmerksam. Ich kann mir nicht vorstellen, wie es ohne unsere Wahlverwandtschaft hätte gehen können. Als Mutter war ich «betriebsblind». Wie jemand, der etwas von nahem betrachtet, sah ich manche Details sehr genau, verlor aber den größeren Zusammenhang aus den Augen. Ich war dankbar für die ergänzenden Blickwinkel unserer Wahlverwandten. Hattet Ihr auch so ein soziales Netz – Freunde und Freundinnen Deiner Mutter, die Deine Entwicklung mit begleitet haben?

Ich konnte dieses Netz erst richtig knüpfen, nachdem ich akzeptiert hatte, daß vom Vater, der nicht Vater sein konnte, weil er nicht da war, keine verläßliche Hilfe zu erwarten war. Die Situation zwischen uns war zu aufgeladen mit Erwartungen. Besuche beim Vater waren eine Belastung, keine Entlastung. Erst mit etwa vierzehn Jahren konnte mein Sohn Urlaubsreisen mit seinem Vater genießen. Wie ist es Dir gegangen mit Deinen Vaterbesuchen?

Ich warte auf Deine Antwort,

Deine Tante

12

Liebe Jette,

ich bin heute morgen aufgewacht mit dem Satz: «Es geht darum, Verantwortung zu übernehmen.» Ich habe noch im Bett den «Sprachgenius» befragt:

v e r – a n t w o r t e n
v e r – l a s s e n
v e r – g e b e n
v e r – b i e t e n
v e r – f a h r e n
v e r – s e h e n
v e r – f r a g e n
v e r – a n t w o r t e n

Antworten finden auf die Fragen, die das Kind uns stellt? Beobachten – einen inneren Dialog führen und antworten in Taten?

Ich sehe das Gesicht meines Sohnes vor mir. Ich sage zu mir: «Blaß bist du, tiefe Ränder unter den Augen – hast du schlecht geschlafen? Verloren siehst du aus, wenn du von deinem Vater kommst. Ich genieße meinen freien Abend in der Woche. Muß ich ihn für dich aufgeben? Aber du bist doch bei deinem Vater – bei ihm mußt du doch gut aufgehoben sein. Ich bin jung, ich brauche einen Abend zum Ausgehen.» Die Frage steht dir ins Gesicht geschrieben: «Warum schlafe ich nicht in meinem Bett, Mama?» Deine Haut schreit Hilfe, überall hast du Ausschlag bekommen in den letzten Tagen. Da kann ich innerlich antworten. «Du bleibst bei mir, sei ruhig, ich habe verstanden, es kommt darauf an, daß ich wahrnehme, wie es dir geht, und es ganz allein verantworte. Ich kann deinem Vater zur Zeit nicht vertrauen, daß er die Verantwortung für dich übernimmt, wenn du bei ihm schläfst. Du bist so klein. Wenn dein Vater dich sehen will, soll er zu uns kommen.»

Der Hautausschlag klang in zwei Wochen ab. Später hörte ich von Bekannten, daß der Vater seinen Sohn am späten Abend in einer Kneipe vorgeführt hatte und bei verschiedenen Freunden in der Stadt mit ihm übernachtet hatte.

Dabei fällt mir ein: Ich kannte eine alleinerziehende Mutter, die mit ihrem Kind auch ihre ganze Verantwortung für ihr Kind bei mir abgab. Das Kind stand im Kinderzimmer, konnte nicht spielen, lief oft zu mir und fragte: «Wann kommt meine Mama wieder?»

Heißt das, ich behalte die Verantwortung auch, wenn der Vater, eine Tagesmutter, die Großeltern mein Kind versorgen? Muß ich einen Ort finden, der eine Antwort auf die Persönlichkeit meines Kindes und zugleich eine Antwort auf meine Bedürfnisse ist? Wo kann ich individuelle Erziehungsstile annehmen lernen, als vielfältige Erfahrung für mein Kind schätzen, als Ergänzung zu meiner Eigenart, und wo gelingt es mir nicht? Mein Kind dort zu lassen, wo ich kein Vertrauen haben kann, zerreißt das Kind; es denkt: «Meine Mama will mich nicht hier lassen und läßt mich trotzdem hier.»

Was hat damals zu dem Hautausschlag meines Sohnes geführt? War es *nur* das Verhalten des Vaters, oder war es *mein* Mißtrauen gegenüber dem Vater, das das Kind zerrissen hat? Wie hätte Vertrauen entstehen können? Bedeutet Vertrauen, einen gemeinsamen Nenner zu finden oder den anderen «Nenner» zu kennen und zu akzeptieren?

Gemeinsames Sorgerecht geschiedener Eltern scheint mir eine Illusion, wenn die Eltern sich nicht ehrlich auseinandersetzen können und Verabredungen treffen, an die sich beide halten.

Jette, ich merke: Wenn ich Dir schreibe, wird mir vieles neu bewußt. Danke dafür!

Deine Tante

13

Liebe Jette,

wo habe ich aufgehört? ... Verantwortung für meine Kinder, für mich selber – eine Seite in mir fragt, die andere antwortet. Dafür habe ich das Bild des «i».

Wenn ich Kinder anschaue, beobachte ich sehr genau, wie sie heute vor mir stehen, mit ihren Einseitigkeiten, und versuche im Gespräch mit den Eltern ein Bild zu skizzieren: Was will das Kind? Warum hat es sich wohl diese Einseitigkeiten mitgebracht? Wie geht es mit ihnen um? Ich versuche, gemeinsam mit den Eltern dem Gespräch zwischen dem «Heute» und dem «Motiv» des Kindes zu lauschen. Ein Bild für dieses Verhältnis zwischen «Heute» und «Motiv» ist für mich das «i». Das «Heute» ist der Strich und stellt ständig Fragen an den Punkt, meine innere Instanz: «Was soll ich jetzt lernen, wie werde ich mir nicht untreu?»

«Bin ich mir treu, wenn ich es so mache?» – «Nein», sagt der Punkt. «Aber alle machen es so!» – «Frag dein Herz, es brennt», sagt der Punkt. «Aber ich bin doch im Recht!» – «Ja, aber tust du dir und den anderen gut damit?» Du kennst diesen unbequemen Dialog, Jette! Ich hatte ihn das erste Mal mit neun Jahren. Die Erwachsenen sagten «man tut». Wer ist man? Was will *ich* jetzt tun? Mein Punkt gibt mir immer sehr unbequeme Antworten.

Heißt Kinder erziehen in einem ständigen Gespräch mit meinem Punkt und dem Punkt des Kindes zu sein? Heißt es, immer Fragender zu sein? Heißt es, die Antworten zu ahnen und Taten werden zu lassen? Zu schauen, wie das Kind darauf reagiert? Ich glaube, ich hatte die besten Chancen, das zu üben, weil ich als alleinerziehende Mutter aus der «Familiennorm» herausfiel und meinen ganz eigenen Weg finden mußte.

Mit achtzehn habe ich geäußert, daß es das Wichtigste am Altwerden sei, immer noch in den Spiegel schauen zu können, ohne sich selber ins Gesicht spucken zu müssen. Etwa zur gleichen Zeit habe ich Deinen Großvater gefragt, warum er im zweiten Weltkrieg keine Sabotage betrieben habe. Als Flugzeugingenieur hätte er vielen Menschen das Leben retten können. Dann wäre ich wohl nicht mehr seine Tochter geworden und nicht

Deine Tante

14

Liebe Jette,

Du schreibst, Du kannst gar nicht glauben, daß ich so unter Zeitmangel gelitten habe. Ich hätte so viel gelesen und mir neue Themen erarbeitet neben der Erziehung und der Sorge für meine Kinder.

Zuerst, als junge Mutter, hatte ich das Gefühl, gar keine Zeit mehr zu haben. Nichts war mehr zu planen. Ich war nicht mehr Herr meiner Zeit. Ich wollte kochen, mein Sohn wachte auf und schrie. Als wir uns auf einen Rhythmus eingependelt hatten, entstand etwas mehr Raum. Zuerst hatte ich Angst vor einem festen Tagesrhythmus. Soll ich nur noch funktionieren wie ein Rädchen in einem Uhrwerk? Eine ältere Freundin ermunterte mich, immer wieder die Stillzeiten etwas hinauszuzögern, bis ein verläßlicher Rhythmus entstand. Alle vier Stunden stillen, wickeln, wiegen, dazwischen drei Stunden für Erholung, Hausarbeit, Briefeschreiben. Bis heute erlebe ich, wieviel Raum durch Rhythmus entsteht und wieviel Kraft ich vergeude, wenn ich meinen Rhythmus verliere. Rhythmus ist nicht Takt. Bei Deinen Urgroßeltern brach die Welt auseinander, wenn nicht um Punkt zwölf Uhr das Essen auf dem Tisch stand. Rhythmus ist lebendig, kann etwas beschleunigen, etwas verlangsamen und braucht, damit er nicht zum Takt erstarrt, hin und wieder die «Synkopen» der Feste, der besonderen Unternehmungen.

Die zweite «Zeithürde» war für mich, zu akzeptieren: Ich kann nichts mehr sicher vorausplanen. Eine Freundin ohne Kinder möchte mich sehen. «Kommst du zu mir?» fragt sie. «Komm lieber zu mir, dann sehen wir uns sicher.» (Eine Stimme in meinem linken Ohr: Nur bei plötzlichem hohem Fieber nicht ...) «Die Kinder haben ihre Umgebung, bei dir müssen wir ständig gucken, was sie anstellen, hier ist alles für sie eingerichtet.»

Ich will meine ersten Vorträge vorbereiten. Sobald die Kinder sich verabreden (seitdem es einen festen Verabredungsnachmittag gibt, sind oft beide gleichzeitig verabredet), lasse ich alle Hausarbeiten liegen und setze mich an den Schreibtisch. Ich habe gelernt, mich sofort konzentrieren zu können. Heute abend, wenn meine Kinder nach Hause kommen, werde ich abwaschen, während sie erzählen, was sie gemacht haben. Während wir Abendbrot essen, werde ich den Telefonstecker herausziehen, damit wir Zeit für uns haben. Meine Kinder stört es nicht, wenn ein Abwasch ein paar Stunden wartet. Mein abgearbeiteter Ehemann, der erschöpft nach Hause kam, konnte ihn oft weniger gut ertragen. Wie hätte mein Mann reagiert, wenn ich ihm vorher erzählt hätte, daß ich gezielter mit meiner Zeit umgehen möchte und der Abwasch nicht deshalb dort steht, weil ich keine Lust zum Abwaschen habe? Als Paar haben wir auch einen aufwendigeren, größeren Haushalt geführt. Durch die starke Arbeitsbelastung der Männer machen die Frauen zu Hause fast alles. Alleinerziehende haben oft keine großen Wohnungen. Sie kochen einfache Gerichte. Sie müssen ständig ihren «i-Punkt» befragen: Was ist wesentlich für die Kinder und mich, was kann ich weglassen?

Am meisten Zeit habe ich gespart durch meine strikte Weigerung, zum Chauffeur meiner Kinder zu werden. Ich wußte, ich kann als berufstätige Mutter nur eine gemütliche Atmosphäre zu Hause schaffen, wenn ich da bin. Lange hatte ich meine Praxis im Haus, der Waldorfkindergarten war im Nachbarhaus, zur Schule gab es eine Fahrgemeinschaft und eine Busverbindung. Als beide Kinder in die Schule gingen, zogen wir in die Stadt, ich achtete darauf, daß unsere Wohnung, meine Arbeitsstelle, die Schule, die Klassenkameraden im nahen Umkreis waren. Wir fuhren Fahrrad. Für ein Auto war kein Geld da. Ich weiß es bis heute zu schätzen, daß andere Eltern meine Kinder zu Geburtstagsfesten mitnahmen. Bei Sport und Musikunterricht habe ich immer versucht, mit dem «i-Punkt» meiner Kinder ins Gespräch zu kommen. Ist dieser Wunsch ein innerstes Anliegen, oder muß es nicht unbedingt sein? Wenn es unbedingt sein mußte, ließ es sich einrichten. Wunderbarerweise sprang die Patentante meiner Tochter ein und nahm sie mit ihren Kindern mit zum Reiten. Ich kochte an diesem Tag für beide Familien. So waren wir beide entspannt. Hat deine Mutter dich ständig herumgefahren? Mich macht es betroffen, wenn ich Frauen mit ihrer Zeit umgehen sehe, als wäre sie nichts wert. Nach Jahren schildern mir manche Mütter ihr Leben, als würden sie in einem Film mitspielen und wüßten nicht genau, wie sie da hineingeraten sind und wer ihnen ihre Rolle gegeben hat.

Hältst Du immer wieder inne und befragst Deinen «i-Punkt»?

Deine Tante

P.S.: Unlösbar wurde die Zeitfrage, wenn die Kinder krank waren – wie habt Ihr das gelöst?

15

Liebe Jette,

Du fragst mich, ob ich keine schlechten Erfahrungen gemacht hätte, ausgeschlossen worden wäre als alleinerziehende Mutter.

Ich glaube, manche Frauen hatten Angst, ihr Mann könnte sich in mich vergucken. Es ist zum Glück nur einmal passiert. Väter waren für mich tabu, ich wußte, wie sehr meine Kinder ihren Vater vermißten. Nach gescheiterter Ehe hatte ich mit Männern gar nichts im Sinn. In Breitcordjeans und Männerhemd lebte ich ein ganz zufriedenes Nonnenleben. Hätte ich nach den Strapazen der Trennung meinen Kindern zum Frühstück ein männliches Wesen servieren mögen? Ich wußte auch, ich muß mit mir selber umgehen lernen, sonst erlebe ich mit dem nächsten Mann alles noch einmal. Kennst Du den Spruch «Die Monogamie der modernen Frau ist, daß sie sich immer den gleichen Typ Mann sucht»? Auch in meinen Beratungen erlebe ich, daß es ein Stückchen Wahrheit ist. Es ging mir darum, meinen Anteil an der Beziehungsdynamik zu begreifen, und nicht mehr darum, den richtigen Mann zu finden.

Manchen Ehefrauen tat ich leid. Sie boten mir ungefragt ihre Hilfe an, luden mich zum Kaffee ein, wenn ich mein Kind abholen wollte. Sie klagten über ihren schrecklichen Mann, ich erfuhr mehr, als ich hören wollte. Ein anderes Mal erfuhr ich ungefragt, wie eigenartig sich mein Kind heute verhalten habe, aber es fehle ihm der Vater, das sei auch nicht so einfach für mich. – Ob es gut ist, eine Ehe nur wegen der Kinder weiterzuführen? Ich hatte jedenfalls bald einen Riecher für unglückliche Ehefrauen und machte einen großen Bogen um sie.

Anders die Frauen in lebendigen Beziehungen. Sie plauderten keine Intimitäten aus. Sie hielten in mir die Sehnsucht wach, das Lieben trotz aller Schmerzen zu lernen. Besonders eine Freundin zündete diese Sehnsucht immer wieder in mir an. Zwischen knappen Sätzen konnte ich einen ganzen Beziehungsraum ahnen: «Ich kann dir dein Kochbuch nicht zurückgeben, die Bindung ist kaputt, ich habe es meinem Mann hinterhergeworfen. – Im Gespräch wiederholen wir manchmal, was der andere gesagt hat, was wir verstanden haben, dann kann der andere noch etwas zurechtrücken, sonst gibt es immer so viele Mißverständnisse. – Er hat nicht versucht, mir zu helfen, als ich depressiv war, ich mußte da allein heraus, sonst würde ich mich bis heute unterlegen fühlen und ihn hassen. – Es stimmt nicht, daß die Erotik weniger spannend wird mit den Jahren, im Gegenteil. – Wenn wir über etwas sprechen, was wir gemeinsam erlebt haben, bin ich immer wieder ganz erstaunt, wie verschieden wir es empfunden haben. Es hat mich zuerst ganz traurig gemacht, sehr einsam, aber durch diese Gespräche haben wir uns langsam erkannt.»

Die Frauen, die mit sich im Gespräch bleiben, haben mich weder bedauert noch beneidet, wir konnten nebeneinander stehen. Sie hatten auch keine Angst, ich könnte ihnen den Mann nehmen.

Kennst Du mein Lieblingsgedicht, Jette? Von Nelly Sachs: «Alles, alles, beginnt mit der Sehnsucht».

Ich habe die Sehnsucht nicht verloren in vielen Jahren, obwohl ich genau wußte, es ist noch nicht an der Zeit, jetzt geht es um *Alleinsein.*

Deine Tante

P.S.: Die Freundin, die meine Sehsucht wachgehalten hat, sagte eines Abends zu mir: «Ich habe als Jugendliche immer die Vorstellung gehabt, nur als Ehefrau und Mutter glücklich sein zu können. Ich bin froh, daß meine Kinder verschiedene erfüllte «Lebensmodelle» erleben dürfen, uns als Paar, dich alleinerziehend, eine Freundin in einer lesbischen Beziehung, eine andere Freundin alleinlebend.»

16

Liebe Jette,

Du schreibst, daß es sogar mit zwölf noch scheußlich war, wenn Du krank warst und allein zu Hause im Bett lagst. Fast jedesmal, wenn meine Kinder krank waren – sie waren oft und heftig krank –, bekam ich Zweifel, ob ich als Mutter berufstätig sein kann.

Solange ich zu Hause in meiner Praxis arbeitete, bestellte ich alle meine Therapiekinder ab, wenn meine Kinder Fieber hatten. Für unseren engen Finanzrahmen ein gewagter Schritt. Sollten die Kinder sich noch ein paar Tage im Bett auskurieren, sagte ich nur einem Therapiekind ab, um eine längere Pause zu haben. Morgens machte ich alle Anwendungen, stellte Tee bereit, zündete eine Kerze an, sorgte für besondere kleine Spielsachen und Bilderbücher. Ich arbeitete zwei Stunden und versorgte in der Pause mein Kind, arbeitete weiter und kochte.

Ich glaube, ich hätte das nie durchgehalten, wenn ich nicht jedesmal gestaunt hätte über die Entwicklungsschritte, die meine Kinder nach Masern, Windpocken, Scharlach und Lungenentzündungen gemacht haben. Mit unserem Familienarzt haben wir alles ohne Antibiotikum durchgestanden. Gerade in den Krankheitsphasen wurde der «i-Punkt» meiner Kinder für mich sichtbar. Ich ahnte, wie sie später aussehen würden (sie sehen jetzt wirklich so aus). Alles Kindliche war vom Fieber weggeschmolzen, und der Kern der Persönlichkeit wurde sichtbar. Auch unsere täglichen kleinen Reibereien fanden ein Ende, nach drei Tagen und drei Nächten Fieber bekam ich mein Kind noch einmal geschenkt. Ich war dankbar, daß sie da waren, und konnte neu auf sie zugehen.

Welche Chancen Eltern sich und ihren Kindern nehmen, wenn sie sie gegen alles impfen lassen! Hast Du auch schon so viele Impfungen bekommen? Heute bekommt jedes Kind, wenn die Eltern sich nicht wehren, achtzehn Impfstoffe im ersten Lebensjahr, sogar zwei bis drei gleichzeitig. Ist das gesund für ein unausgereiftes Gehirn und ein unausgereiftes Immunsystem? Würdest Du Deine Kinder impfen?

Als meine Kinder zwölf und sieben waren und ich nicht mehr zu Hause arbeitete, wurde die Lage extrem schwierig. Hatten meine Kinder Fieber, blieb ich bei ihnen, waren sie etwas krank, ließ ich sie für drei Stunden (die intensivste Arbeitsphase) allein. Meine Kolleginnen sprangen selbstverständlich für mich ein. Mit fünf freien Tagen im Jahr, die mir für meine kranken Kinder zustanden, wäre ich nicht ausgekommen. Mir ist es schwer geworden, das anzunehmen, ich bin ihnen bis heute dankbar. Manchmal halfen auch meine Freundinnen, oder unsere Oma kam angereist. Ist sie auch zu Dir gekommen, wenn Du krank warst? Ich kann mich gar nicht erinnern, daß Du häufig Fieber hattest.

Es ist eine der größten Erleichterungen, nicht mehr zwischen kranken Kindern und Beruf hin- und hergerissen zu sein.

Deine Tante

P.S.: Ich kann mir gut vorstellen, wenn ich alt bin, neben kranken Kindern aus meiner Verwandtschaft und Wahlverwandtschaft zu sitzen.

17

Liebe Jette,
wie war es bei Euch mit Urlaub? Manchmal warst Du bei mir, weißt Du noch? Mit Deiner Mutter warst Du auf Ibiza. Bist Du mit Deinem Vater und seiner Freundin in den Ferien verreist?

Ich erlebe in der Beratung alleinerziehende Mütter, die jahrelang nie in Urlaub fahren und den ganzen Sommer in der Stadt verbringen, weil sie kein Geld haben. Wir haben jedes Jahr Urlaub fast ohne Geld gemacht. Einige Jahre haben wir den Vater in Südfrankreich besucht. Später sind wir mit Zelt und Spirituskocher im Koffer mit dem «Kärnten-Expreß» auf einen kleinen Hof mit Pony- und Eselreiten für zwanzig Mark am Tag gefahren. Es war kaum teurer, als zu Hause zu bleiben. Wir durften unseren Hund mitbringen und in einem Jahr Meerschweinchen Tapsy mit drei gerade geborenen Kindern. Dieses gemeinsame Wandern, Schwimmen, Reiten, Köcheln, Feuermachen sind sehr schöne Erinnerungsbilder. Wir stiegen mit einem alten Bergführer auf einen Dreitausender. Meine Kinder in der vordersten Reihe, ich eher bei der Nachhut. Wäre ich mit ihnen allein gegangen, hätte ich sie sicher antreiben müssen.

Die Radtour in Cornwall. Ich hatte bis dahin geglaubt, England sei ein flaches Land. Wir strampelten oder schoben, unsportlich wie ich bin, bergauf und rasten bergab. Abends bauten wir unser Igluzelt auf, kochten eine von den «leckeren» Fertigsuppen und spielten Karten. Wie hieß noch dieses Kartenspiel? – Wir schauten fasziniert den Engländern zu, die für eine Nacht große Hauszelte aufbauten, mit Feldbetten, Teekessel, TV, Tisch und Sesseln. Morgens, wenn wir aus unseren Schlafsäcken krochen, konnten wir unsere Knochen zählen.

Manche Ereignisse waren erst hinterher schön. Abenteuer hatten wir satt. Mit mehr Geld hätten wir sicher halb so viele Abenteuer erlebt. Weißt Du noch, wenn Du bei uns auf dem Land warst und ich Dich morgens aus dem Bett geholt habe, um Schlehen- und Holunderbeeren zu sammeln? Wenn der rubinrote Schlehensaft in den Flaschen leuchtete, waren wir richtig stolz. Welche Bilder hast Du noch aus den Ferien aus der Kinderperspektive?

Wenn ich alt bin, werde ich ein reiches inneres Bilderalbum haben.

Schreibst Du mir bald?

Deine Tante

18

Liebe Jette,

Du fragst, was ich getan habe, um besser mit mir selber umgehen zu können. Es sind unscheinbare kleine Übungen im Alltag. Sie haben im Laufe der Jahre ihre Wirkung entfaltet.

Fast jeden Abend versuche ich auf den Tag zurückzublikken. Hast Du schon einmal rückwärts Zähne geputzt? Der Schaum von der Bürste wird wieder erbsengroße Zahnpasta, das Wasser fließt in den Hahn zurück, ich gehe rückwärts aus dem Bad, woher ich gekommen bin … Oder rückwärts Fahrrad fahren … Fahr einmal rückwärts in die Kurve!

Oder rückwärts mit den Kindern schimpfen: Erst sehe ich ihren Gesichtsausdruck, dann meine Worte und Gesten, ihren Gesichtsausdruck, meine ersten ärgerlichen Worte, ihren Gesichtsausdruck, als ich sie ertappt habe. Die Bilder stehen einen Moment und lassen den Zwischenraum, die Dynamik sehen. Oft entsteht eine unfreiwillige Komik. Meine Empörung bekommt ein lachendes Auge. Du weißt, ich neige zu blindem Aktivismus. Manchmal, wenn ich wieder so sinnlos herumlaufen will, halte ich inne und murmele leise: «Halt an, das willst du dir heute abend nicht anschauen.» Leider habe ich in Krisenzeiten oft keinen Tagesrückblick geschafft, aber ich habe immer wieder angefangen zu üben. Es dauert nur einige Minuten vor dem Einschlafen. Machst Du einen Rückblick auf Deinen Tag? Du würdest vielleicht dadurch leichter in Aktivität kommen, weil Du Dir abends nicht immer anschauen willst, wie Deine Zeit verstreicht.

Machst Du einen Vorblick, Jette? Ich war schon etwas älter als Du, als meine alte Nachbarin beim Kaffee fragte: «Machen Sie einen Tagesvorblick?» Ich habe es von ihr gelernt. Am besten geht es mir, wenn ich am Sonntag auf die ganze Woche vorblicke. Wenn ich mir zuviel vorgenommen habe, kann ich etwas weglassen oder mir beruhigend auf die Schulter klopfen: «Spar deine Kraft für das Wesentliche, es wird eine harte Woche.» Am Morgen vor dem Aufstehen sause ich durch meinen Tageslauf, die Arbeit, die Pausen, die Kinder, mein Feierabend. Wenn ich den Vorblick nicht mache, bin ich den ganzen Tag zu spät, reagiere nur, anstatt mich mitten in den Wirbel zu stellen und mich bewußt für kurze Pausen zurückzuziehen.

In Situationen, in denen ich mir allein nicht bewußt werden konnte, wo der nächste Schritt lag, half mir Gesprächstherapie, meinen Standpunkt neu zu bestimmen. Meine Ängste sind nicht weniger geworden durch Gespräche, aber ich habe sie besser kennengelernt.

Ohnmacht und Unfähigkeit auszuhalten, alte Gewohnheiten aufzugeben, neue Fähigkeiten zu entwickeln habe ich in neun Jahren Schauspielunterricht bzw. Sprachgestaltung gewonnen. Es hätte auch das Plastizieren sein können. Wichtig war es, mit *einer* Kunstform zu kämpfen, zu gestalten, zu üben, mich nicht treiben zu lassen. Etüden, Etüden, bis die Zunge geschmeidig wird, ausatmen durch die Laute, dem anderen die Sprache schenken, nicht für sich sprechen. Gedicht, wo liegt dein tiefer Sinn? Was sagt mir dein Versmaß? Deine Laute, was malen sie? Die Pausen zum Atemholen – was klingt in ihnen nach? Wie kann ich auf meine ganz eigene Art deinen tiefen Sinn durch das Versmaß und die Laute erscheinen lassen, Gedicht? Kannst Du Dir das Ausmaß an Ohnmacht vorstellen? Stell Dir die Momente vor, in denen es einmal gelingt!

Auf der Suche nach meinem «roten Faden» lernte ich die Methoden der Biographiearbeit kennen. Welche Zeitatmosphäre, welche Gegend, welche Familie, welche Geschwisterfolge habe ich mir ausgesucht? Wie sahen die Räume meiner Kindheit aus? Welche Gewohnheiten hatte unsere Familie? Wer hat mich als Jugendlicher beeindruckt? Welchen Beruf habe ich gewählt? Wie in einem Musikstück tauchten die Themen in allen Altersstufen wieder auf. Wer ist der Komponist meines Lebens? Nur ich kann es sein – lange vor meiner Geburt war die Komposition im Entwurf fertig. Seitdem jammere ich nicht mehr, sondern versuche mich an den fast unspielbaren Stellen ... so gut es eben geht. Es ist meine Komposition. Wer, außer mir, sollte meine Lebensmelodie spielen können?

Habe ich etwas wichtiges vergessen? Aus dem Büchlein *Nervosität und Ichheit* von Rudolf Steiner habe ich immer wieder über längere Zeit Übungen gemacht. Ich habe Dir schon davon erzählt.

Nachdem meine Kinder zwölf Jahre alt waren, konnte ich für sie nur noch Autorität sein, weil sie gespürt haben, daß ich übe, täglich aus dem Gespräch mit meinem «i-Punkt» mein Leben zu gestalten.

Ganz wichtig, fast hätte ich es vergessen, waren die Pausen, freiwillige und unfreiwillige wie nach meinem Beinbruch. In diesen Phasen hat sich oft etwas Neues vorbereitet.

Im Augenblick scheinst Du auch eine unfreiwillige Pause zu haben. Was Du wohl gerade ausbrütest? Du brütest schon lange – das macht mir Sorgen.

Herzliche Grüße,
Deine Tante

19

Liebe Jette,
Du hast ein Foto von Deinem Freund und seinem kleinen Sohn geschickt. Sie haben sehr empfindsame Augen. Wenn ich mir Euch drei in einem Raum vorstelle, sehe ich einen Mann, eine Frau (Dich), Dein bedürftiges inneres Kind, sein hilfloses inneres Kind, den kleinen Sohn, und durch die angelehnte Tür schaut eine Frau (die Mutter des Kindes). Die drei Kinder in der Mitte bestürmen die beiden Erwachsenen: «Gib mir, hilf mir, halt mich.» Sie können nie genug be-

kommen. Ist es nicht schon schwierig genug, das schreiende Kind in Dir zu beruhigen? Wie willst Du Kraft für den kleinen Jungen finden? Oder nimmst Du mutig Dein Kindchen und ihn an die Hand und wirst für beide Mutter? Nun hat dieser Junge eine Mutter – welche Rolle kommt Dir zu? Au-pair-Mädchen, Tante Jette, Stiefmutter? Seine Mutter hat vielleicht ganz andere Vorstellungen von Erziehung.

Ich kenne geschiedene Eltern mit neuen Partnern, die sich regelmäßig zu dritt oder viert zu Teambesprechungen zusammensetzen, zum Wohl der gemeinsam zu erziehenden Kinder. Ein gemeinsamer Erziehungsstil wird ausgehandelt, Absprachen werden getroffen, an die sich alle halten wollen. So kann Vertrauen entstehen, und beide Eltern können weiter den Kindern Geborgenheit vermitteln.

Häufiger erlebe ich in meiner Beratungsarbeit, daß es nicht gelingt. Die Kinder werden vor der Tür abgegeben, es gibt kein ehrliches Gespräch der Ex-Partner, keine gemeinsamen Erziehungsziele, manchmal macht der eine mit den Kindern sogar extra das, was der andere nicht möchte. Früh müssen diese Kinder Bewußtsein entwickeln: Bei Papa darf ich das, bei Mama nicht, ich darf Mama nicht erzählen, was ich mit Papa gemacht habe, sonst ist sie böse auf Papa. Ich glaube, zum Wohl der Kinder sollten Eltern das gemeinsame Sorgerecht nur bekommen, wenn sie in der Lage sind, Gespräche miteinander zu führen.

Auch wenn die Eltern sich über ihre Kinder verständigen können, verlieren die Kinder einen Elternteil. Ein Vater ist Vater, weil er da ist, Nasen putzt, Haare kämmt, beschützt. Wenn er weg ist, kann er das nicht mehr. Er geht mit seinen Kindern in den Zoo – ist das nicht eher Aufgabe eines Patenonkels? Wäre es nicht wichtig, gerade ganz alltägliche Dinge zu Hause zu tun, um eine Vertrautheit herstellen zu können: im Garten arbeiten (falls möglich), kaputtes Spielzeug reparieren, zusammen kochen und backen, Schuhe kaufen gehen …? Du hast viel mit Deinem Vater gebastelt; was habt Ihr sonst zusammen gemacht? Wie wäre Deine Kindheit verlaufen, wenn Du Deinen Vater behalten hättest?

Ich nehme Dich in den Arm,

Deine Tante

20

Liebe Jette,

Du schreibst, Dein Vater sei immer so distanziert gewesen, Du habest Dich nie geliebt gefühlt. Meinst Du, wenn er geblieben wäre, hättest Du nicht an seiner Distanz, seiner Ironie gelitten?! Ich glaube doch.

Wie ist es Dir gegangen, als Deine Mutter einen Freund hatte? Eine alleinerziehende Mutter hat vor Tagen zu mir gesagt: «Männer sind für mich kein Thema. Ehe ich mir nicht sicher bin, daß es mir mit diesem Mann ernst ist, soll mein Sohn ihn gar nicht kennenlernen. Soviel Zeit, mich ohne meinen Sohn mit jemandem zu treffen, bis ich mir sicher bin, habe ich als berufstätige Mutter gar nicht.»

So ist es mir auch gegangen. Meine Kinder waren gewohnt, mich für sich zu haben. Plötzlich ein Mann an Mamas Seite. Da, wo der Papa hingehört, ein wildfremder Mann. Mama ist frisch verliebt, sehr mit ihm beschäftigt, und Mama hat, neben aller Verliebtheit, mit ihren Ängsten (ob er mich auch so verletzen wird?) zu tun. Wie hätte ich im Wirrwarr der Gefühle den Überblick behalten können? Weißt Du, was ich gebraucht hätte? Einen Berater oder eine Beraterin, um die Zwischenräume meiner miteinander kämpfenden Persönlichkeitsanteile und meine Kinder anzuschauen. Ich habe uns allen eine schwere Zeit beschert, weil ich erst hingeguckt habe, als schon viele Scherben dalagen. Scherben, die ich nicht wieder zusammenfügen kann. Rückblickend kann ich sagen, auf meine Kurzaffäre hätte ich verzichtet, wenn ich mir die Dynamik genau angeschaut hätte. Wollte ich nicht hinschauen, um nicht verzichten zu müssen?

Als ich meinen Freund kennenlernte, konnte ich wieder mit meinem «i-Punkt» ins Gespräch kommen. Er sagte laut und deutlich: «Dieser Freund ist wichtig für Dich. Behalte Deine Tochter im Auge, sie braucht Dich nötig.» – «Lieber i-Punkt, wie soll ich das nur schaffen? Es brennt und sticht!» – «*Du lebst*!» hat er geantwortet.

Mut für Dein Leben, auch wenn es brennt und sticht, das wünsche ich Dir, Jette!

Deine Tante[37]

Christine Pflug

Wohnprojekte – neue Formen des gemeinsamen Wohnens und Lebens

Vielleicht sind Wohnprojekte die Lebensform der Zukunft – vor allem, wenn es sich darum handelt, soziales Leben zu pflegen und sich gegenseitig zu unterstützen. Menschen, die Hilfe brauchen, z.B. Alleinerziehende, Alte, Behinderte, aber auch ganz «normale» Familien und Einzelpersonen, haben sich in Wohnprojekten den Rahmen geschaffen, um in einer Wahlverwandtschaft zusammenzuleben.

Die Wurzeln der Wohnprojekt-Bewegung liegen vermutlich im Jahr 1968 und den Folgejahren, als damals Wohngemeinschaften populär wurden.[38] Ganz konkret gegründet aber wurden die ersten Wohnprojekte von Teilnehmern der Selbsthilfebewegung.

Die Bewohner leben in ihrem Wohnprojekt teilweise in ehemalig sanierungsbedürftigen oder von Abriß bedrohten Häusern, die zu Sonderkonditionen von der Stadt zur Verfügung gestellt und in Selbsthilfe instand gesetzt wurden. Teilweise werden neue Häuser gebaut oder gekauft, ehemalige Kasernen werden zu Wohnraum umfunktioniert, es gibt Bauernhofgemeinschaften, die man als Wohnprojekt bezeichnen kann, und vieles mehr.

Anders als in Wohngemeinschaften leben die einzelnen Parteien, seien es Familien oder Einzelpersonen, in einer eigenen Wohnung. In dem Gebäudekomplex gibt es Gemeinschaftsräume, in denen man sich zu Besprechungen, Festen oder ähnlichem trifft.

Zu den Zielen und Motiven dieser «Neuen Wohnbewegung» schreibt Axel Janitzki: «Nach wie vor sind es vor allem junge Menschen, die die bestehenden Familienstrukturen – insbesondere der Kleinfamilie – und Nachbarschaftsverhältnisse wenig attraktiv finden und auf der Suche nach neuen Gemeinschaftsformen sind, die Privatleben und Öffentlichkeit zugleich ermöglichen. ... In der Realität des Gemeinschaftslebens ergeben sich selbstverständlich mannigfaltige Formen persönlicher Enttäuschung, menschlichen Versagens, unterschiedliche Formen der Abgrenzung und Ausgrenzung, der Frustration. ... Dennoch, die ‹Stunden der Nähe› sind es, die ihre Anziehungskraft ausüben, neben den vielleicht eher formulierbaren Themen einer ökonomisch, ökologisch und städteplanerisch erneuerten Wohnkultur.»[39]

Je nach Zielsetzung eines Wohnprojekts machen die Bewohner Verschiedenes gemeinsam: Die Kinder werden wechselseitig betreut, es gibt «Car-Sharing», die gesamten Lebensmittel werden beim Bio-Hof gekauft usw. Grundsätzlich ist die Verwaltung, Renovierung oder Instandhaltung der Häuser und Grünflächen gemeinsame Sache der Bewohner. Es gibt Wohnprojekte, bei denen sich die Bewohner stark an den Geschicken des dazugehörigen Stadtteils beteiligen; beispielsweise finden hier Feste statt, in die die Nachbarschaft einbezogen wird. Manche Wohnprojekte finden Finanzierungsformen, z.B. einen Solidarfonds, mit denen über das eigene Wohnprojekt hinaus andere Wohnprojekte gefördert und finanziert werden.

Janitzki betont auch die übergreifenden gesellschaftlichen Wirkungen und Zielsetzungen der Wohnprojekte: «Alle Wohnprojekte haben soziale Integrationskraft. Sie beziehen Menschen in die Gemeinschaft mit ein, die diese Gemeinschaft benötigen. Dies ist selten ‹Programm›, ergibt sich aber aus der Tatsache, daß Gemeinschaftsleben eben stattfindet und in vielfältiger Weise Menschen sich anschließen. Alle

Wohnprojekte haben Initiativwirkungen. Sie wirken in das soziale Umfeld hinein, in die Nachbarschaft, sie können Auswirkungen auf einen ganzen Stadtteil haben.»[40]

Neben den sozialen Zielen des gemeinsamen Wohnens gibt es viele andere gute Gründe, ein Wohnprojekt zu starten: Freikauf von Grund und Boden; Wohnraum wird nicht einem Mieter oder Spekulanten als Eigentum überlassen, sondern einem gemeinnützigen Träger übergeben; grundsätzlich wird neuer Wohnraum geschaffen, besonders zu preiswerten Mieten; die nutzerorientierte Planung und Selbstverwaltung des Hauses bzw. der Wohnungen; mitunter werden in Wirtschaftsgemeinschaften die unterschiedlichen finanziellen Möglichkeiten der Bewohner untereinander ausgeglichen und vieles mehr.

Die Szene der Wohnprojekte ist bunt – es gibt Wohnprojekte für Alleinerziehende, für Menschen, die Wert auf autofreies Wohnen legen, für Jung und Alt, es gibt ökologische oder spirituelle Motive; immer mehr alte Menschen sehen in Wohnprojekten diejenige Wohnform, die ihren Bedürfnissen entspricht. Auch die Namen der Wohnprojekte sind manchmal sachlich, manchmal sehr originell, z.B. «Budenzauber», «Drachenbau», «Villa Untergrund», «Autofreies Wohnen», «Wendebecken» usw. Aus anthroposophischen Zusammenhängen gibt es einige Wohnprojekte, wesentlich mehr dagegen aus anderen Richtungen. So existieren etwa in Hamburg über sechzig Wohnprojekte, zwei davon sind aus anthroposophischen Zusammenhängen entstanden.

Im folgenden bringen wir exemplarisch drei Erfahrungsberichte aus Wohnprojekten; sie geben einen Einblick in die vielfältigen Formen des gemeinsamen Wohnens und Wirtschaftens, die sich in solchen Gemeinschaften heranbilden können.[41]

Das andere Wohnprojekt: Mit Rollstuhl im Wendebecken

Ein Erfahrungsbericht
von Sabine Skalla und Carsten Dohse[42]

Im ersten Hauseingang wohnen zehn vollzeit-betreute behinderte Frauen und Männer der Evangelischen Stiftung Alsterdorf (ESA), dann kommt der lang gestreckte Mittelbau mit 21 Erwachsenen und acht Kindern von der Wohngruppe «Domestos» und schließlich «Wohntat» mit 22 Erwachsenen und bald fünf Kindern. Das sind wir vom «Wendebecken». Behinderte und nichtbehinderte Menschen in einem Wohnprojekt – geht das?

Wohnen in der Anstalt oder in der Wohnung – ein aktuelles Thema

Schon früh interessierte sich die Evangelische Stiftung Alsterdorf für unser Projekt. Raus aus der anstaltsartigen Unterbringung, rein in normaleres Umfeld war vor über fünf Jahren die Devise. Jost, ein Mitarbeiter der Stiftung, beteiligte sich engagiert an den regelmäßigen Sitzungen der Gruppe, die auf dem Gelände der ehemaligen Schiffsbauversuchsanstalt in Barmbek-Nord ein Wohnprojekt plante.

Als es 1992 konkret wurde, musste eine Entscheidung herbeigeführt werden. Die meisten von uns nichtbehinderten Menschen hatten bisher eher wenig Umgang mit Behinderten. Teilweise bestanden Zweifel: Würden wir uns mit Ansprüchen überfrachten und im täglichen Umgang Schwierigkeiten haben? Wir haben bei diesen Diskussionen festgestellt, wie sehr behinderte Menschen aus unserem Alltag verdrängt sind. Das wollten wir ändern. Wir sehen es als Bereicherung unseres eigenen Alltags und der Erfahrungswelt unserer Kinder an, mit Menschen zu leben, die anders sind. Nach dem Motto: Wer ist hier eigentlich normal?

Die zehn Menschen, die von der Stiftung kamen, haben sehr unterschiedliche Behinderungen und mußten sich erst einmal als Gruppe zusammenfinden. Das gilt auch für das Betreuungsteam, das im Schichtdienst rund um die Uhr arbeitet.

Miteinander wohnen

Zu unserem Jahreshöhepunkt gehört sicherlich das Sommerfest. Auf dem vorletzten Sommerfest war Schorsch, motiviert von einer Mitarbeiterin, die halbe Nacht tanzend aktiv. Ab und zu nimmt Inge (ca. 50 Jahre) begeistert im Rollstuhl an der Eltern-Kind-Gruppe teil. Noch immer ist es so, daß einige der behinderten BewohnerInnen schüchtern oder zum Teil nicht allein in der Lage sind, sich selber aktiv einzubringen. Die hauptsächliche Motivation muß von den BetreuerInnen ausgehen. Aber leider ist die Personaldecke, wie in den meisten sozialen Einrichtungen, zu dünn.

Doch auch Leute aus den beiden anderen Wohngruppen können den Anstoß geben. Ob es nun um die Sommerfestaktivitäten, Ostereiersuchen oder mal einen Grillabend am Lagerfeuer geht, die Begeisterung über gemeinsame Aktivitäten ist bei allen Beteiligten groß. Unser behindertengerechter Gemeinschaftsraum wird von allen drei Gruppen für Partys, Geburtstage, Kindergruppen, Heimbeirat und Tischtennis genutzt.

Im Garten ist nicht immer nur Sonnenschein

Wir haben einen großen Garten. Ein ESA-Bewohner bringt seine Erfahrung mit ein: Wolfgang hat schon, als er noch auf dem Alsterdorf-Gelände gewohnt hat, gegärtnert. Er wässert gerne die Pflanzen um den ESA-Wohnanteil. Und wenn seine Gartennachbarin Sabine von «Domestos» mal Urlaub macht, gießt er die Blumen gerne mit.

Doch neulich gab es dann auch mal Ärger, und alle Beteiligten mußten lernen, daß es unterschiedliche Vorstellungen gibt, die man respektieren muß. Plötzlich waren alle Stauden vor Wolfgangs und Georgs Terrasse verschwunden, das Beet sozusagen platt gemacht. Als wir ihn fragten, was denn da passiert sei, sagte Wolfgang, daß die Blumen eben nichts mehr waren, mickrig und klein, und deshalb habe er sie rausgenommen. Nun pflanze er nur noch Heide.

Wütend hat seine Nachbarin Sabine den Stauden nachgeweint. Sie hat sich jedoch vorgenommen, mit Wolfgang zu einer Gärtnerei zu fahren und ihm ein paar Stauden zu spendieren, auf jeden Fall nicht nur Heide.

Zum Nachahmen empfohlen

Unsere anfänglichen Berührungsängste haben sich schnell verflüchtigt. Es ist toll zu sehen, wie unsere Kinder selbstverständlicher und schneller als wir Erwachsenen Kontakte mit den behinderten BewohnerInnen aufnehmen. Die Kinder wundern sich nicht, wenn Heidrun, wie sie selber auch, hinter den Katzen herjagt und Irmgart auf dem Balkon basketballgroße Wollknäuel produziert. Auf dem Barmbeker Wochenmarkt trifft man schon mal auf Georg, wo er zunächst zu hören ist. Er beschallt nämlich mit seinem im Rollstuhl eingebauten Kassettenrecorder seine Umgebung mit Schlagern.

Sicherlich könnte es insgesamt mehr Berührungspunkte geben, doch auch das kann sich von allen Seiten her nur weiterhin freiwillig entwickeln.

(Sabine Skalla ist Bewohnerin des Neubau-Projekts. Carsten Dohse ist Bewohner und war verantwortlicher Architekt. Beide gehören nicht zu den Behinderten.)

Frauen-Wohnen
«Amanda» in Rostock

von Katrin Kutzner[43]

Im Frühjahr 1996 zogen in Rostock fünf Frauen unterschiedlichen Alters mit ihren Kindern in die Margaretenstraße. Hinter ihnen lagen fünf Jahre harten Ringens um eine für Behörden, Banken, Nachbarschaft und manch Verwandte unverständliche Idee: Frauen planen, rechnen, bauen und wohnen gemeinsam.

Was wir wollten

Anfangs glaubten wohl nur wir selbst, eine Gruppe von zehn alleinerziehenden Frauen, an ein Gelingen. Den Bankern erschien das Projekt nicht nur kredit-, sondern auch vertrauensunwürdig. Von dem Papierkrieg, dem Ärger mit Baufirmen, den Bergen von Schutt, dem Muskelkater und der klirrenden Kälte ahnten wir nichts. Doch wir wollten

- aus Kleinstwohnungen (circa 40 Quadratmetern) ohne Bad mit Ofenheizung und WC im Hausflur ausziehen
- weiter im selben Stadtteil wohnen, unseren Kindern und uns das gewohnte Umfeld erhalten
- ein Zeichen setzen gegen die Verdrängung vieler BewohnerInnen infolge von Privatisierung und Sanierung
- in der Innenstadt von Rostock leben mit kurzen Wegen überallhin
- selbstgewählte Nachbarschaft im Haus verwirklichen
- auf die Wohnanforderungen Alleinerziehender aufmerksam machen.

Häusersuche und Bankenstreß

Um gemeinsam auftreten und handeln zu können, gründeten wir 1992 den gemeinnützigen Verein «Amanda – selbstbestimmtes Wohnen alleinerziehender Frauen». Der Verein ist heute Eigentümer und Vermieter des Wohnprojekts.

Wir fanden mehr als vierzig leere Häuser in der Rostocker Altstadt, die in Frage gekommen wären. Weil keines davon verkäuflich war, waren wir kurz davor aufzugeben. Da erhielten wir Anfang 1994 ein Angebot der städtischen Wohnungsgesellschaft von Rostock: ein altes Mietshaus, in unserem Stadtteil gelegen. Aber nach acht Jahren Leerstand war es eine Ruine.

Um es kaufen zu können, mußten wir einen Nachweis über die Gesamtfinanzierung erbringen. Grundlage dafür war das Investitionsvorranggesetz in den neuen Bundesländern, das es erlaubt, auch mit Rückgabeansprüchen belastete Objekte an InvestorInnen zu verkaufen.

Die Banken belächelten uns und erläuterten, daß erst nach dem Hauskauf über eine Finanzierung verhandelt werden könne. Wir fühlten uns an der Nase herumgeführt, denn kaufen konnten wir nur mit einer schlüssigen Finanzierung. Wir versuchten vergeblich, Fördermittel, Spenden oder Bürgschaften zu bekommen. Nach Monaten gelang es uns dennoch, eine Bank zu überzeugen und die Finanzierungszusage zu erhalten.

Wohnprojekte brauchen eine Lobby

Wir informierten uns in Hamburg und Berlin über ähnliche Wohnprojekte. Vergleichbar war der Anspruch, selbstbestimmt und weniger traditionell zu wohnen, anders die Fördertöpfe, das finanzielle Hinterland der BewohnerInnen und die Lobby für anderes Wohnen.

Neben Arbeit, Kinderbetreuung und Haushalt hatten wir nun

wöchentlich Behördentermine. Um Informationsverluste zu vermeiden und gemeinsam Entscheidungen zu treffen, waren zahlreiche Absprachen notwendig. Unser Organisationsvermögen wurde in dieser Zeit auf eine harte Probe gestellt. Geeignete Beratungsmöglichkeiten fehlten, so daß uns natürlich auch Fehler unterlaufen sind.

Gemeinsam planen und bauen

Für die Planungsphase gewannen wir eine Architektin, die unsere Vorstellungen sehr ernst nahm. Mit dem Ausbau der Dachetage sollten fünf Wohnungen entstehen. Es mußten Kompromisse ausgehandelt und die Grenzen des alten Gemäuers respektiert werden.

Da wir kaum Eigenkapital einbringen konnten, leisteten wir in hohem Maße Selbsthilfe am Bau. Besonders von Frauen erfuhren wir während dieser Zeit große Solidarität. Wir hatten Gelegenheit, andere Fähigkeiten an uns kennenzulernen und auszuprobieren. Anfangs konnten wir den ungewohnten Aufgaben nicht ausweichen, später bekam es einen Reiz, eine technische Lösung selbst herauszufinden.

Resonanz im Stadtteil

Die anfangs skeptische und zurückhaltende Nachbarschaft zollte uns bald Anerkennung. Die meisten waren erfreut darüber, daß nun wieder Leben in das vergitterte, öde Haus ziehen sollte. Ab und zu erhielten wir kleine Geschenke, bekamen Werkzeug geliehen oder konnten ein aufmunterndes Wort hören. Daß wir nicht wie eine gewöhnliche Baubrigade aussahen, verursachte zusätzliches Interesse.

Auch wenn wir in diesem Haus nur für fünf Alleinerziehende bedarfsgerechte Wohnungen schaffen konnten, haben wir doch mehr erreicht. Es ist nicht nur ein Farbtupfer in einem sonst immer noch grauen ostdeutschen Stadtteil entstanden, sondern auch ein Symbol für die Stärken und Möglichkeiten von Frauen. Wir haben zahlreiche, auch manchmal unnötige Hindernisse überwunden und andere angesteckt. Inzwischen gibt es in Rostock mehr Menschen, die unkonventionelle Wohnformen für realisierbar halten. Wir geben regelmäßig Interessierten die erworbenen Erfahrungen und Kompetenzen weiter. Wir ermutigen, beraten und hoffen auf NachfolgerInnen.

(Katrin Kutzner ist Mitarbeiterin des Büros Lokale Agenda 21 in Rostock und Mitbewohnerin bei «Amanda».)

Ein Stück Geschichte zum Anfassen
Einblicke in das Pantherhaus

von Ulrike Petersen[44]

Ungezählt sind die Interviews, die Vorträge und Fotos über das «weiße Haus der Grauen Panther» in Hamburg-St. Pauli. Und nun soll wieder etwas zu Papier über ein Jahrzehnt Wohnprojektepraxis der generationenübergreifenden Art.

Kurzgefaßt könnte es so klingen: 4-Etagen-Wohnhaus, erbaut 1911, Eigentum der SAGA, Sozialer Wohnungsbau, 1. Förderweg, vollständig modernisiert, seit 1986 generalvermietet an Graue Panther Hamburg e.V., acht unterschiedlich große Wohneinheiten, Büro-, Beratungs- und Gemeinschaftsraum, Garten, Dachterrasse, kein Fahrstuhl, keine DIN 18025, keine Hausordnung, z.Zt. elf Bewohner im Alter von 1 bis 85 Jahren: Else,

Kurt, Inge, Hartwig, Enno, Lieschen, Lenchen, Ulrike, Friederike, Jürgen, Martina plus Freunde, Gäste, Dauerkatzen und Pflegehunde, Hausgemeinschaft Alt und Jung als Alternative zum Pflegeheim, Nähe von innen plus Hilfe von außen, Kontrapunkt großstädtischer Isolation, autonomes Wohnprojekt, preisgekrönt, zweimal beforscht, bundesweit bekannt.

Nochmal, etwas anders:

Ein ganz normaler Sonntagmorgen im Sommer 1997. Es klopft an der Tür, Enno kommt herein und sagt, daß es Else nicht so gut geht; das hat Inge ihm erzählt, denn dort hat Else Bescheid gesagt, bevor sie sich wieder hinlegte. Das ist eine Botschaft! Erhöhte Wachsamkeit, nachsehen, wie es Else geht, fragen, ob sie etwas braucht. Abends sitzen alle auf der Dachterrasse – auch Else – und überlegen, was passieren soll, wenn in einem Jahr der Mietvertrag mit der SAGA ausläuft.

Ein ganz normaler Dienstagabend. Jürgen klingelt bei Lenchen und verkündet, noch bevor sich die Tür zum Hausflur öffnet, unüberhörbar: «Das Essen ist fertig!» Demnach ist es kurz vor 19 Uhr. So wie an drei weiteren Abenden in der Woche trifft sich seit einigen Monaten die «Kochgruppe» (vier Bewohner plus gelegentliche Mitesser) im vierten Stock. Heute gibt es Spaghetti à la Martina. Und zum Nachtisch Neuigkeiten aus dem Haus.

Ein ganz normaler Mittwoch. Vormittags wieder eine Gruppe zu Besuch; diesmal sind es 50 Hausmeister aus Dänemark, die sich für das Haus interessieren. Else, Ulrike und Kurt stehen Rede und Antwort, Fritz dolmetscht. Und abends tagt, allwöchentlich seit fast zwei Jahrzehnten, das Pantherplenum. Der Verein beschließt, daß eine «Kirchenkate» im Garten gebaut werden soll, Obdach für einen wohnungslosen Menschen.

Donnerstag, Freitag, Samstag ... 90. Geburtstag, Fernsehaufnahmen für «Mona Lisa», Oster-Frühstück, Sommerpause, Panthertheater, Gast aus St. Petersburg, Taufe, Journalist aus Japan, Krankenhauseinweisung, Kindergeburtstag, Diskussion mit Altenpflegerinnen, Besuch aus Prag ...

Oder so:

Die Idee für das «Pantherhaus» ist ein Ergebnis gesellschaftspolitischer Auseinandersetzung, initiiert von den Grauen Panthern, die sich in Hamburg unabhängig von Parteien und Verbänden für ein menschenwürdiges Altwerden stark machen. Das strukturelle Gegenbild zum Hausgemeinschaftsprojekt ist das Pflegeheim, es verlangt nach Alternativen. Daran, das beweist das große Interesse an selbstorganisierten gemeinschaftlichen Wohnformen für das Alter, hat sich bis heute nichts geändert. Der Verein kann sich über mangelnde Nachfrage nicht beklagen und steht Wohngruppen, Architekten, Politikern und Forschern mit Rat und Tat zur Seite.

Aus dem jahrelangen Ringen mit Politik und Verwaltung konnte im Pantherhaus ein Ort entstehen, an dem Arbeit und Wohnen, Nähe und Distanz im Sinne alltäglicher Begegnung möglich wurde. In Abkehr zu lebenslaufbezogenen Festlegungen von Alt und Jung entwickelte sich der Austausch zwischen den Generationen in eigener Regie. Das Miteinander, weder animations- noch betreuungsbedürftig, hat seine eigene Dynamik und wird geprägt von den Höhen und Tiefen der Hausbewohner, die sich von selbst streiten und wieder vertragen, die sich und anderen helfen, wenn's drauf ankommt.

Selbstorganisation, Selbststeuerung, Selbstverwaltung und schließlich Selbsthilfe im praktischen Zusammenleben sind zentrale Bestandteile des Pantherhauses und seiner zwei Folgeprojekte in St. Georg und Harburg. Diese drei Wohnprojekte treten beständig und offensiv gegen überholte Bauvorschriften und Förderrichtlinien an und wollen im Sinne menschengerechter

Wohnraum- und Gemeinwesengestaltung nachbarschaftliche Netze schaffen. Sie leben von der Offenheit, Verantwortung, Freiwilligkeit und Neugierde der Hausbewohner. In der Bandbreite innovativer Wohn- und Versorgungsformen im Alter zählen sie zu den autonomen Wohnformen. Sie holen das Leben und Erleben von Alter, Krankheit und Tod in die gesellschaftliche Mitte, ohne betriebswirtschaftliches Kalkül, ohne Verwaltungsmehraufwand, ohne Stellenplan und Bettenschlüssel, ohne Hierarchie der Pflegestufen, ohne Netz und doppelten Boden.

(Ulrike Petersen ist Mitglied der Grauen Panther Hamburg e.V. und langjährige Bewohnerin des Pantherhauses.)

Das Leben in Wohnprojekten gibt Unterstützung, Gemeinschaft, regt soziale Entwicklung an, bereichert – und ist recht häufig auch anstrengend. So berichten die Bewohner. Da man etwas miteinander zu tun haben will und auch muß, bleiben Auseinandersetzungen nicht aus. Auf einer Hamburger Wohnprojekt-Tagung lautete der Titel einer Arbeitsgruppe: «Erfahrungen zur Selbstverwaltung: Wohnprojekte – reine Nervensache?» Die individuellen Wege und Lösungen, die die Menschen bei solchen Treffen zur Verwaltung ihres Projekts finden, sind oft sehr sinnvoll und kreativ – auch wenn es die Bewohner sicherlich in langen Plenumssitzungen sehr viel Zeit und Kraft gekostet hat.

Ein konkretes Beispiel aus einem Wohnprojekt: Die älteren Kinder spielen auf dem Hof Fußball. Die Erwachsenen fühlen sich gestört und beschließen auf der Plenumssitzung, daß Fußballspielen auf dem Hof verboten wird. Daraufhin kommen die Kinder zur nächsten Plenumssitzung mit dazu (sie haben ja etwas von ihren Eltern gelernt!) und protestieren. Man einigt sich, daß die Kinder prinzipiell spielen dürfen, aber aufhören müssen, wenn ein Erwachsener sich wirklich gestört fühlt und es sagt. Aus diesem Vorfall haben alle Bewohner eines gelernt: Es gibt keine generellen Verbote und keine generelle Erlaubnis mehr, sondern jeder einzelne muß seine Wünsche und Bedürfnisse selbst mitteilen und verantworten.

Wohnprojekte haben eine geringe Fluktuation. Wer sich einmal mit einer Gruppe oft jahrelang durch finanzielle und rechtliche Hindernisse durchgearbeitet hat, in Eigenarbeit die Häuser saniert oder gebaut hat, bleibt dann auch gerne dort wohnen. Obwohl es von Behörden, Parteien und anderen Institutionen Unterstützung und Finanzierungshilfen gibt, ist der Aufbau eines Wohnprojekts meist langwierig. Wer es aber will, findet in der recht gut organisierten Wohnprojektbewegung vielerlei Unterstützung und Hilfe.

Es würde über den Rahmen dieses Buches hinausführen, die rechtlichen, finanziellen und sozialpolitischen Möglichkeiten und Bedingungen für Wohnprojekte aufzuführen. Sie sind in anderen Schriften bereits kompetent dargestellt worden.[45]

Weitere Informationen:

WOHNBUND e.V.
Verband zur Förderung wohnpolitischer Initiativen
Appelsgasse 12
60487 Frankfurt am Main
Tel. 069-776025

(Der WOHNBUND trägt, über die Zentrale in Frankfurt und über regionale Einrichtungen in anderen Ländern, z.B.

Österreich, seit vielen Jahren maßgeblich zur Entwicklung zeitgemäßer Formen sozial-gebundenen Wohnens bei. Die Zeitschrift *Wohnbund-Informationen* erscheint vierteljährlich und kann über die Zentrale bezogen werden. Darin kann man beispielsweise auch über Anzeigen Interessenten für ein Wohnprojekt in der eigenen Region suchen.)

Die Zeitschrift *FREIHAUS :*

FreiHaus ist ein Informationsblatt, das über die neuesten Entwicklungen nachbarschaftlich orientierten Wohnens berichtet. Das Thema wird von Fachleuten aus der Politik, Verwaltung, Wohnungswirtschaft und der Wissenschaft diskutiert. Erfahrungen von ArchitektInnen und Betreuern, die Wohngruppen fördern, beraten und begleiten, sowie von NutzerInnen, die darin leben, werden vermittelt.

FreiHaus spricht Menschen an, die neue Qualitäten im Wohnen anstreben, indem sie sich z.B. zusammenschließen, ihre Gebäude planen, bauen oder darin leben. Die Zeitschrift vermittelt all denen einen Einblick in die Thematik, die sich Gedanken zu nachbarschaftlich orientierten Wohnformen machen.

FreiHaus erscheint zweimal jährlich und wird von der STATTBAU HAMBURG GmbH herausgegeben. Im Internet werden alle Ausgaben von *FreiHaus* vorgestellt. Internetadresse unter: http://www.stattbau.de. Bestellung nur schriftlich an STATTBAU HAMBURG, Neuer Kamp 25, 20359 Hamburg. Kosten 3,– DM + 1,50 DM Porto. Versendung erfolgt nur, wenn der Betrag der Bestellung in Form von Briefmarken beigefügt ist.

Informationen über Finanzierungsmöglichkeiten:

GLS Gemeinschaftsbank eG
Info Versand
Postfach 10 08 29
44708 Bochum
Telefon (02 34) 30 79 30
(Auch andere Banken mit ökologischen und sozialen Zielsetzungen bieten Finanzierungsmöglichkeiten an.)

Anmerkungen

1 Vgl. dazu Rudolf Steiner, Wie kann die seelische Not der Gegenwart überwunden werden?, in: *Die Verbindung zwischen Lebenden und Toten,* GA 168, Dornach [4]1995, Vortrag vom 10.10.1916.

2 Vgl. dazu etwa Rudolf Steiner, *Theosophie. Einführung in übersinnliche Welterkenntnis und Menschenbestimmung,* GA 9, Dornach [31]1987, oder Stefan Leber, *Die Menschenkunde der Waldorfpädagogik,* Stuttgart 1994.

3 A.a.O. (Anm. 1).

4 Weiterführendes zum Thema Partnerschaft z.B. bei Hans Jellouschek, *Die Kunst, als Paar zu leben,* Stuttgart 1992.

5 In dem Beitrag von Ingrid Ruhrmann, S. 162, wird dieses Gegenüber auf bildhafte Weise als «i-Punkt» bezeichnet.

6 Vgl. dazu Rudolf Steiner, *Wie erlangt man Erkenntnisse der höheren Welten?,* GA 10, Dornach [24]1993.

7 Jutta Kern, *Singles. Biographische Konstruktion abseits der Intim-Dyade,* Opladen 1998; vgl. dazu auch die Rezension von Richard Kämmerlings in der *Frankfurter Allgemeinen Zeitung* vom 14.10.1998.

8 Ronald Bachmann, *Singles: Zum Selbstverständnis und zum Selbsterleben von 30- bis 40jährigen partnerlos alleinlebenden Männern und Frauen,* Frankfurt/M. 1992.

9 Ebd.

10 Ulrich Beck, *Eigenes Leben. Ausflüge in die unbekannte Gesellschaft, in der wir leben,* München 1995, S. 10

11 Ebd., S. 9 ff.

12 Rudolf Steiner, *Das Schicksalsjahr* 1923 *in der Geschichte der Anthroposophischen Gesellschaft,* GA 259, Dornach 1991, Vortrag vom 18.11.1923.

13 Rudolf Steiner, a.a.O. (Anm. 6), Kapitel «Der Hüter der Schwelle».

14 Ebd.

15 Ebd.

16 Siehe Evan Imber-Black, Janine Roberts, Richard A. Whiting, *Rituale – in Familien und Familientherapie,* Heidelberg [3]1998.

17 Der folgende Abschnitt wurde von Cordelia Böttcher verfaßt.

18 Rudolf Steiner, *Aus der Akasha-Forschung. Das Fünfte Evangelium,* GA 148, Dornach [5]1992, Vortrag vom 6.1.1914.

19 Rudolf Steiner, *Bausteine zu einer Erkenntnis des Mysteriums von Golgatha,* GA 175, Dornach [3]1996, Vortrag vom 6.2.1917.

20 Dem folgenden Text liegt ein Vortrag zugrunde, den Michaela Glöckler am 25. April 1997 in der Universität Hamburg zu Beginn der Tagung «Wie lebe ich ... als Single, in der Familie, in freien Beziehungen? Herausforderungen, Freuden und Einsamkeiten in den Lebensformen unserer Zeit» hielt. Die schriftliche Überarbeitung des Vortrages besorgte Christine Pflug.

21 Rudolf Steiner, a.a.O. (Anm. 6).

22 Jody Dunn, Robert Plomin, *Warum Geschwister so verschieden sind,* Stuttgart 1996.

23 Alice Miller, *Das Drama des begabten Kindes und die Suche nach dem wahren Selbst: eine Um- und Fortschreibung,* Frankfurt/M. 1994.

24 Vgl. dazu Rudolf Steiner, *Die Offenbarungen des Karma,* GA 120, Dornach [8]1992.

25 Vgl. dazu Michaela Glöckler, *Macht in der zwischenmenschlichen Beziehung,* Stuttgart 1997.

26 Bernard Lievegoed, *Durch das Nadelöhr. Ein Leben mit der Anthroposophie,* Stuttgart [2]1993.

27 Günther Lange, *Fundevogel, das bin ich selbst. Märchenhafte Selbst-Aussagen,* Stuttgart 1983.

28 Vgl. z.B. Ulrike und Mario Betti, Birgit und Wolfgang Kersten, *«Es ist nicht gut, daß der Mensch allein sei ...». Frau und Mann im Zeitalter der Individualität,* Stuttgart 1998; Michaela Glöckler, *Die männliche und die weibliche Konstitution. Medizinisch-menschenkundliche Aspekte zur Ehe,* Stuttgart 1987; John Gray, *Männer sind anders, Frauen auch,* München 1992; Robert Pool, *Evas Rippe. Das Ende des Mythos vom starken und vom schwachen Geschlecht,* München 1995; Signe Schaefer, Betty Staley und Margli Matthews, *Das Erwachen Ariadnes. Frauen antworten auf die Herausforderung des Bewußtseins,* Stuttgart 1987; Deborah Tannen, *Du kannst mich einfach nicht verstehen. Warum Männer und Frauen aneinander vorbeireden,* Hamburg 1991.

29 Helmuth James Graf von Moltke, *Letzte Briefe*, Berlin 1971.
30 Platon, *Das Gastmahl*, übersetzt von Kurt Hildebrandt, Stuttgart: Reclam 1998.
31 Siehe z.B. Rudolf Steiner, *Aus der Akasha-Chronik*, GA 11, Dornach [6]1986, und *Die Tempellegende und die Goldene Legende*, GA 93, Vortrag vom 23.10.1905.
32 Robyn Davidson, *Spuren. Eine Reise durch Australien*, Reinbek 1982, S. 86 f.
33 Christian Morgenstern, *Wir fanden einen Pfad. Werke und Briefe*, Bd. II, Stuttgart 1992.
34 A.a.O. (Anm. 32), S. 216.
35 A.a.O. (Anm. 6), Kapitel «Die Einweihung».
36 Ebd.
37 Einige Literaturangaben zu den in diesen Briefen angesprochenen Themen:

Erich Gabert, *Autorität und Freiheit. Das mütterliche und das väterliche Element*, Stuttgart 1981.

Marianne Grabrucker, *Karrieremutter – Superkids? Berufstätige Frauen und ihre erwachsenen Kinder ziehen Bilanz*, Frankfurt/M. 1997.

Anita Helliger, *Alleinerziehen als Befreiung*, Pfaffenweiler 1991.

Bert Hellinger, *Ordnungen der Liebe*, Heidelberg 1996.

–, *Anerkennen, was ist*, München 1996.

Vera Maria Langner, *Die etwas andere Familie. Über das Zusammenleben von Stiefeltern und Stiefkindern*, München 1996.

Anneke Napp-Peters, *Scheidungsfamilien. Aus Tagebüchern und Interviews*, Frankfurt/M. 1988.

Gabriele Niepel, *Alleinerziehende, Abschied von einem Klischee*, Opladen 1994.

–, *Soziale Netze und soziale Unterstützung alleinerziehender Frauen*, Opladen 1994.

Helga Oberloskamp, *Ich erziehe mein Kind allein*, München 1993.

Marianne Pieper (Hrsg.), *Beziehungskisten und Kinderkram. Neue Formen der Elternschaft*, Frankfurt/M. 1994.

Hildegard Rode und Margot Wilke, *Mütter im Streß. Zur Vereinbarkeit von Erwerbsarbeit und außerfamiliärer Kinderbetreuung*, Bielefeld 1991.

Virginia Satir, *Familienbehandlung*, München 1973.

Andreas Schmidt, *Väter ohne Kinder*, Hamburg 1993.

Bärbel Schön, Tamara Frankenberger, Maria Tewes-Karimi, *Gratwanderungen. Eine qualitative empirische Studie über Frauen, die Studium und Verantwortung für ihre Kinder zu vereinbaren suchen,* Weinheim [2]1994.
Rudolf Steiner, Nervosität und Ichheit, in: *Erfahrungen des Übersinnlichen. Die drei Wege der Seele zu Christus,* GA 143, Dornach [4]1994, Vortrag vom 17.1.1912.
Judith Wallerstein, Sandra Blakeslee, *Gewinner und Verlierer. Frauen, Männer, Kinder nach der Scheidung. Eine Langzeitstudie,* München 1989.
Broschüren (kostenlos zu bestellen):
Sozialhilfe Leitfaden / Informationen über Ihr Recht auf Sozialhilfe (in allen Beratungsstellen).
Der Unterhaltsvorschuß, Bundesministerium für Familie, Senioren, Frauen und Jugend, Postfach 20 15 51, 53145 Bonn (dort auch die Broschüren zum Mutterschutzgesetz sowie zu Erziehungsgeld und Erziehungsurlaub).
Alleinerziehend. Tips und Informationen, hrsg. vom Verband Alleinerziehender Mütter und Väter, Bonn 1996 (gegen Rückporto oder in Ihrem Landesverband).
Studieren MIT Kindern, Studentenwerk Hamburg, 1996.
Kindergeld, Bundesministerium für Familie, Senioren, Frauen und Jugend, Broschürenstelle, 53107 Bonn.

38 Vgl. Axel Janitzki, Walter Burkart (Hrsg.), *Alternativen zu Mietwohnung und Eigenheim – gemeinsam finanzieren, selbst verwalten,* Stuttgart 1992.

39 Ebd., S. 26 f.

40 Ebd., S. 30.

41 Der Abdruck erfolgt mit freundlicher Genehmigung der jeweiligen AutorInnen sowie von *FreiHaus,* Info für gemeinschaftliches und selbstbestimmtes Wohnen.

42 Erschienen in *FreiHaus,* 2/1998.

43 Erschienen in *FreiHaus,* 4/1999.

44 Erschienen in *FreiHaus,* 1/1997.

45 Vgl. Axel Janitzki, Walter Burkart (Hrsg.), a.a.O. (Anm. 38).

Die Autorinnen

Cordelia Böttcher: geb. 1938, seit 1963 Priesterin in der Christengemeinschaft, lange Jahre mit Schwerpunkt in der Kinder-, Jugend- und Elternarbeit. Seit 1996 im Leitungsgremium der Christengemeinschaft.

Michaela Glöckler: geb. 1946, Studium der Medizin in Tübingen und Marburg. Weiterbildung zur Kinderärztin am Gemeinschaftskrankenhaus in Herdecke und an der Universitäts-Kinderklinik in Bochum. Bis 1988 Mitarbeit in der Kinderambulanz am Gemeinschaftskrankenhaus Herdecke, schulärztliche Tätigkeit in der Rudolf-Steiner-Schule in Witten. Seit 1988 Leitung der Medizinischen Sektion am Goetheanum / Dornach (Schweiz).

Christine Pflug: geb. 1956, tätig in der Biographieberatung, Psychotherapie und Erwachsenenbildung in freier Praxis und in verschiedenen Einrichtungen. Ausbildung am Centre for Social Development, Weiterbildung in Gestalttherapie, Focusing, Eheberatung, Beziehungstherapie und zur Psychotherapeutin HP. Diverse Veröffentlichungen zum Thema Biographie.

Ingrid Ruhrmann: geb. 1951, Studium der Sonderpädagogik, Seminar für anthroposophische Heilpädagogik, berufsbegleitend Sprachgestaltung, Geburt der Kinder, seit 1979 therapeutische Arbeit mit besonderen Kindern und ihren Eltern, 1993 Gründung des Bernard Lievegoed Instituts Hamburg.

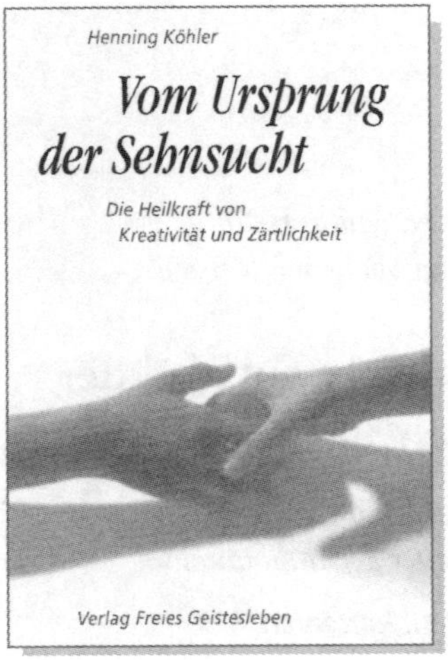

Henning Köhler

Vom Ursprung der Sehnsucht

Die Heilkraft von Kreativität und Zärtlichkeit

162 Seiten, gebunden

Henning Köhler zeigt die krankmachenden Gewohnheiten unserer Gegenwart auf und spürt den Qualitäten des Eros nach, derjenigen Kraft im Menschen, die Kreativität und Zärtlichkeit miteinander verbindet. Die heilende Kraft des Eros wiederzuentdecken und sowohl im therapeutischen wie im gesellschaftlichen Bereich zugänglich zu machen ist die Absicht dieses Buches, das in diesem Sinne auch als ein Manifest für die Liebe bezeichnet werden kann.

«Sehr subtil beschreibt Köhler die Möglichkeiten der Ich-Du-Begegnung und macht den Begriff der Liebe als Qualität des Verstehens lebendig.»

Trigonal

Verlag Freies Geistesleben

Christine Pflug (Hrsg.)
Allein oder gemeinsam